Die Zukunft mag uns lehren, mit besonderen chemischen Stoffen die Energiemengen und deren Verteilungen im seelischen Apparat direkt zu beeinflussen. Vielleicht ergeben sich noch ungeahnte andere Möglichkeiten der Therapie ...

Sigmund Freud

Inhalt

9 **Einleitung**

13 **Psychlytische Therapie mit Entaktogenen**
- Die Entaktogene MDMA und MDE
- Psychophysiologische und neurobiologische Wirkungen
- Implikationen neurobiologischer Entaktogen-Wirkungen für die Traumatherapie
- Indikationen und Kontraindikationen
- Mögliche Risken und Komplikationen

25 **Anlage und Methode der Interview-Studie**
- Rahmenbedingungen der beforschten psycholytischen Sitzungen
- Fragestellung, Erhebungs- und Auswertungsmethodik

27 **Psychotherapeutische Erfahrung mit Entaktogenen und ihre Elemente**

31 **Formale Elemente des Therapieprozesses**
- Themenfokussierung
- Gruppenerfahrung
- Bedeutung der Therapeuten
- Steuerbarkeit des Erlebens

38 **Inhaltliche Elemente des Therapieprozesses**
- Entängstigung, Öffnung, Vertrauensbildung
- Psychophysische Relaxation und verändertes Körpererleben
- Dynamisierung intrapsychischer Prozesse
- Altersregressionen
- Mentale Alternativsimulationen
- Problemaktualisierung und korrigierende Neuerfahrungen
- Transpersonale Erfahrungen

52 **Integration in den Alltag und therapeutische Veränderungen**
- Integration in den Alltag
- Therapieresultate aus Patientensicht
- Vergleiche zur konventionellen Psychotherapie

Heilungsprozesse im veränderten Bewusstsein

ISBN 978-3-86135-205-1

Abbildung auf dem Umschlag
Schematische Darstellung der potentialcodierten van der Waals-Radien des MDMA-Moleküls

Satz & Layout
Cornelia Wruck, Frankfurt/Hamburg

Verlag und Vertrieb
VWB – Verlag für Wissenschaft und Bildung
Amand Aglaster
Postfach 11 03 68 · 10833 Berlin
Tel: +49-30-251 04 15 · Fax: +49-30-251 11 36
info@vwb-verlag.com · www.vwb-verlag.com

Heilungsprozesse im veränderten Bewusstsein

Elemente psycholytischer Therapieerfahrung aus der Sicht von Patienten

Torsten Passie | Thomas Dürst

VWB – Verlag für Wissenschaft und Bildung 2009

63 **Wirkfaktoren der psycholytischen Therapie mit Entaktogenen**
· Entängstigung und psychophysische Relaxation
· Gruppenerfahrung
· Dynamisierung intrapsychischer Prozesse
· Transparenz und Verminderung von Übertragungsphänomenen
· Transpersonale Erfahrungen
· Erlebnis und Integrationsarbeit

66 **Aktivieren Entaktogene Selbstheilungskräfte?**

67 **Psycholyse und die vier allgemeinen Wirkfaktoren von Psychotherapie nach Grawe**

68 Literaturverzeichnis

73 Anhänge
· Psycholytische Gruppensitzung (Schema)
· Gesamtverzeichnis der Literatur zur Psychotherapie mit Entaktogenen
· Über die Autoren

Einleitung

Psychoaktive Substanzen wie die Halluzinogene LSD oder Psilocybin und die als Entaktogene bezeichneten Stoffe Methylendioxymethamphetamin (MDMA) oder Methylendioxyethylamphetamin (MDE) können eine große Hilfe bei der tiefenpsychologisch fundierten Psychotherapie und in der Traumatherapie sein (Mithoefer 2008, Winkelman und Roberts 2007, Abramson 1967). Diese therapeutischen Optionen waren Gegenstand umfangreicher Forschungen in den 1950er- und 1960er-Jahren (vgl. Passie 1997). Nach Diskreditierung und Verbot dieser Substanzen für medizinisch-therapeutische Anwendungen zum Ende der 1960er-Jahre gibt es seit Mitte der 1980er-Jahre wieder eine Reihe von Bemühungen, Wirkungen dieser Stoffe im psychotherapeutischen Kontext nutzbar zu machen. Diese Bemühungen wurden nicht zuletzt angestoßen durch das Bekanntwerden einer neuen Gruppe von psychoaktiven Substanzen, den sogenannten Entaktogenen, die besser klinisch handhabbar sind als die Halluzinogene und neuartige therapeutische Möglichkeiten eröffnen.

Bisher gibt es keine systematische Beschreibung der therapeutischen Wirkungen bzw. Wirkmechanismen wie sie bei der psychotherapeutischen Arbeit mit Entaktogenen auftreten. Die vorliegende Arbeit stellt sich die Aufgabe, die für die therapeutischen Wirkungen von Entaktogenen verantwortlichen Elemente bzw. Mechanismen herauszuarbeiten. Diese sind nämlich nur in Teilen mit denen der Behandlung mit Halluzinogenen identisch (wie sie Leuner 1971 und Grof 1983 dargestellt haben) und rechtfertigen von daher eine eigenständige Betrachtung.

Vor dem Verbot im Jahre 1986 wurde MDMA von Psychotherapeuten in den USA als Hilfsmittel in der Psychotherapie angewendet (Greer und Tolbert 1990, Stolaroff 1997). Noch vor dem endgültigen Verbot intervenierten diverse Psychotherapeuten bei der amerikanischen Food and Drug Administration (FDA) und machten auf das psychotherapeutische Potenzial von MDMA aufmerksam (Seymour 1987). Dadurch kam es zu einem Gerichtsverfahren, welches das Verbot der Substanz überprüfte und kurzzeitig wieder aufhob. Letztlich hatten sich die Hinweise auf ein therapeutisches Potenzial derart verdichtet, dass die Suchtstoffkommission der Weltgesundheitsorganisation (WHO) anlässlich des – durch sie veranlassten – Verbotes der Substanz MDMA dem Verbotserlass folgendes Statement beigab: »Es sollte beachtet werden, dass die Kommission bei ihren Diskussionen der Frage eines angeblichen therapeutischen Nutzens von 3,4-Methylendioxymethamphetamin breiten Raum gab. Obwohl die vorliegenden Berichte die Neugier der Kommission weckten, gelangte sie zu der Auffassung, dass den Untersuchungen ein entsprechender methodologischer Aufbau fehlte, der für eine Ermittlung der Verlässlichkeit der getroffenen Beobachtungen unerläßlich ist. Es war jedoch genügend Interesse

geweckt worden, um die Empfehlung auszusprechen, dass Untersuchungen angeregt werden sollten, die diesen vorläufigen Befunden nachgehen. Zu diesem Zweck legte es die Kommission den einzelnen Ländern nahe, den Artikel 7 des Übereinkommens über psychotrope Substanzen auszuschöpfen, der die Forschung über diese interessante Substanz erleichtert.« (WHO Expert Committee on Drug Dependence 1985, S. 25)
Seit dieser Zeit rissen die Bemühungen, diese Stoffe therapeutisch zu nutzen, nicht mehr ab. Beispielhaft seien hier die Studien von Greer und Tolbert (1986), der Schweizerischen Ärztegesellschaft für psycholytische Therapie (SÄPT) (Styk 1994, Benz 1989) sowie die aktuellen Studien zur MDMA-unterstützten Psychotherapie bei posttraumatischen Belastungsstörungen durch Michael Mithoefer (2008) in den USA und Peter Oehen (2008) in der Schweiz wie auch die Studie zur Angstminderung in der Psychotherapie bei terminal Krebskranken an der Harvard-Universität in Boston (Halpern 2008) angeführt.
Die Autoren der vorliegenden Arbeit stehen mit den genannten Arbeitsgruppen in Kontakt und konnten außerdem in der Praxis Hanscarl Leuner (Göttingen) und anderen Zusammenhängen eine Reihe praktischer Erfahrungen mit den therapeutischen Wirkungen dieser Stoffe sammeln.
Die psycholytische Methode ist keine eigenständige Therapie. Sie ist vielmehr Hilfsmittel für eine tiefenpsychologisch fundierte Psychotherapie. Im tiefenpsychologischen Behandlungskontext entfaltet sich durch die psycholytischen Sitzungen regelhaft ein Netzwerk von Konnotationen und Einsichten in die (unbewusste) Psychodynamik der Person (Abwehrmechanismen des Ichs, Affekt- und Triebimpulse, Traumsymbolik usw.).
Um sich den teils außergewöhnlichen subjektiven Erlebnissen mit angemessenem Vorverständnis nähern zu können, sollen einleitend Wirkungen und therapeutische Implikationen des veränderten Erlebens unter psychoaktiven Substanzen skizziert werden.

Psycholytische Therapie mit Entaktogenen

Psycholytische Therapie mit Entaktogenen

Unter der Wirkung von typischen psychoaktiven Substanzen wie den Entaktogenen (MDMA, MDE, MDA, MBDB) und den Halluzinogenen (Psilocybin, LSD) kommt es bei weitgehend klarem Bewusstsein (im Sinne von Selbstwahrnehmung und Realitätsprüfung) und gutem Erinnerungsvermögen zu einer Aktivierung von Affektivität und Sinnesfunktionen mit tagtraumartigen Imaginationen bei geschlossenen Augen (Passie et al. 2005a, Leuner 1962). Die Fähigkeit zu abstrahieren tritt zurück. Die aufkommenden Einfälle und Gedankenreihen sind sinnkohärent verbunden und gehorchen den Regeln des Freudschen Primärvorganges. Bildhaftes Denken steht im Vordergrund, emotionale Einsichten werden gewonnen und unbewusste psychische Inhalte treten hervor. Diese sind überwiegend konfliktzentriert bzw. spiegeln die latenten (unbewussten) Konflikterfahrungen in teils bildhaft-symbolischer Form nach Art der Traumsymbolik wider. Häufig gelingt es dem Patienten, aus einer Beobachterperspektive – nach dem Prinzip eines Weitwinkelobjektives – weit auseinander liegende innerseelische Fakten wie Erinnerungen, menschliche Beziehungen, Gefühlserlebnisse oder fehlerhafte charakterliche Einstellungen miteinander in Sinnzusammenhang zu bringen. Dabei sind mehrere Bewusstseinsbereiche gleichzeitig angesprochen, sodass eine breite Integration unbewussten Materials gelingen kann. Der Betreffende kann eine Fülle introspektiver Einsichten in neurotische Fehlhaltungen gewinnen. Deren Überzeugungscharakter ist durch die ausgeprägte emotionale Beteiligung ausgesprochen gut, sodass der therapeutische Prozess beträchtlich vertieft und beschleunigt wird (Grof 1983, Leuner 1981). Während der Sitzung bleibt die situative Orientierung im Sinne einer Einsicht in den therapeutischen Charakter der Situation erhalten (»reflektierender Ich-Rest« nach Leuner 1962). Dies lässt sich über eine individuell angepasste (niedrige bis mittlere) Dosierung der Substanzen regulieren.

Die Entaktogene MDMA und MDE

Bei den Entaktogenen handelt es sich um Substanzen mit einem spezifischen Wirkungsbild, welches weder den Halluzinogenen noch den Stimulantien (Amphetaminen) zuzuordnen ist. Zwar teilen Entaktogene mit beiden dieser Substanzgruppen einige Eigenschaften, doch ihr Wirkungsschwerpunkt liegt im emotionalen Bereich (Gouzoulis-Mayfrank et al. 1996).

Substanz	MDA	MDMA	MDE	MBDB	BDB
Formel	O, H_2C, O, $NHCH_2CH_3$, CH_3	O, H_2C, O, $NHCH_3$, CH_3	O, H_2C, O, $NHCH_2CH_3$, CH_3	O, H_2C, O, $NHCH_3$, CH_2CH_3	O, H_2C, O, NH_2, CH_2CH_3
Chemische Bezeichnng	Methylendioxy-amphetamin	Methylendioxy-methamphetamin	Methylendioxy-ethylamphetamin	Methylamino-methylendioxy-phenylbutan	Amino-methlendioxy-phenylbutan
Dosis	80–150 mg	80–125 mg	100–160 mg	180–210 mg	150–200 mg
Wirkdauer	8–10 h	4–6 h	3–5 h	4–6 h	4–8 h
Halbwertszeit	7–9 h	(R)-MDMA 6 h (S)-MDMA 3,5 h	(S)-MDE 4 h (R)-MDE 8 h	?	?
Wirkcharakter	Entaktogen/ Halluzinogen	Entaktogen	Entaktogen	Entaktogen	Entaktogen

Tabelle 1: Übersicht der bekannten Entaktogene (Angaben aus Shulgin und Shulgin 1991, Trachsel und Richard 2000, Kraemer und Maurer 2002)

In seiner ersten Publikation aus dem Jahre 1986 zur pharmakologischen Charakterisierung der Entaktogene leitet der Medizinchemiker David Nichols den Begriff Entaktogene wie folgt her: »Diese Substanzen wirken so, dass sie es dem Therapeuten bzw. dem Patienten ermöglichen, den inneren Kern seiner selbst zu berühren und sich mit schmerzlichen emotionalen Aspekten auseinanderzusetzen, die sonst nur schwer oder gar nicht zugänglich sind. Ich halte die lateinische Wurzel tactus für geeignet als Teil des neuen Begriffes, da das Wort ›Takt‹ eine sensible und behutsame Art der Kommunikation impliziert, die der Entstehung von Abwehr entgegenwirkt. Ergänzt durch die griechischen Wurzeln ›en‹ (= innen) und ›gen‹ (= entstehen lassen) entsteht der Name ›Entaktogen‹ mit der Bedeutung des Ermöglichens einer behutsamen Berührung mit dem eigenen Inneren« (Nichols 1986, S. 37; Übersetzung T. P.).

Die psychischen Wirkungen der Entaktogene sind – im kontrollierten und geschützten therapeutischen Rahmen – gekennzeichnet durch eine leicht kontrollierbare Erlebnisveränderung mit primär emotionaler Tönung bei oft vorkommender Entängstigung und ausgeprägter psychophysischer Entspannung. Sie induzieren eine erhöhte Bereitschaft zur Kommunikation und eine gesteigerte Introspektionsneigung. Die Aufmerksamkeit lässt sich leicht auf emotional bedeutsame Inhalte lenken. In einer Art innerem Dialog können durch die angstmindernde Wirkung (»Auflösung neurotischer Furcht«) und eine dadurch begünstigte Erweiterung der Assoziationswelt neue Aspekte des eigenen Selbst bzw. der eigenen Geschichte wahrgenommen und in neue Bedeutungszusammenhänge gestellt werden. Dabei können, im Sinne einer katalytischen Wirkung, latente, sonst unbewusste innere Spannungssysteme (»Transphänomenale dynamische Steuerungssysteme« nach Leuner 1962, »Systems of Condensed Experience« nach Grof 1978) auf Auflösung drängen und die mit ihnen verbundenen psychischen Inhalte ins Bewusstsein treten. Weiter entsteht ein Gefühl erhöhter Selbstsicherheit und Selbstakzeptanz sowie der empathischen Wahrnehmung anderer. Im Unterschied zu den Halluzinogenen bleiben kognitive Funktionen und Ich-Integrität weitgehend unverändert (Passie et al. 2005a).

Veränderte Zeitwahrnehmung	90%
Gesteigerte Fähigkeit zur Interaktion und Offenheit mit anderen	85%
Verminderte Abwehrhaltung	80%
Verminderte Angst	65%
Vermindertes Empfinden der Isolation und Entfremdung von anderen	60%
Veränderungen der visuellen Wahrnehmung	55%
Gesteigerte Wahrnehmung von Gefühlen	50%
Verminderte Aggression	50%
Bewusstwerden unbewusster Erinnerungen	40%
Verminderte Zwanghaftigkeit	40%
Verminderte Unruhe	30%

Tabelle 2: Subjektive Effekte von MDMA (modifiziert nach Liester et al. 1992)

Die intrapsychischen Abwehrmechanismen werden zwar gelockert, bleiben aber dem Ich weiterhin verfügbar. Der Zustand bietet lediglich die Möglichkeit bzw. lädt dazu ein, diese Mechanismen »beiseitezulassen«, sich selbst auf neue Weise kennenzulernen (Passie et al., 2005a, Hess 1997). Bei einer mittleren Dosierung haben MDMA bzw. MDE eine Wirkdauer von vier bis sechs Stunden.

Psychophysiologische und neurobiologische Wirkungen der Entaktogene

Entaktogene stimulieren den Sympathikus und verursachen darüber eine leichte Steigerung von Blutdruck und Pulsfrequenz sowie eine Ausschüttung von Prolaktin und Kortisol (vgl. Passie et al. 2005a). Die psychischen Effekte der Entaktogene werden nur sekundär über das dopaminerge System vermittelt, primär über eine massive Freisetzung und Wiederaufnahmehemmung des Neurotransmitters Serotonin. Inwieweit eine Wiederaufnahmehemmung für Noradrenalin für die Wirkungen mitverantwortlich ist, muss noch offenbleiben, da alle Entaktogene auch geringfügig mit diesem Mechanismus interagieren (Vollenweider 2001).

In einer Studie zum Neurometabolismus unter dem Einfluss des Entaktogens Methylendioxyethylamphetamin (MDE) (2 mg/kg p. o.) mittels [18F]FDG-Positronen-Emissions-Tomografie (Gouzoulis et al. 1999) zeigte sich keine signifikante Veränderung des globalen Hirnmetabolismus, aber eine Stoffwechselsteigerung im Kleinhirn und eine Reduktion des kortikalen Metabolismus mit Betonung der frontalen Regionen. Im Bereich des anterioren Cingulums zeigte sich dagegen eine deutliche Stoffwechselsteigerung. Womöglich mitbedingt durch ein anderes Aktivierungsparadigma während der Untersuchung, zeigte die FDG-PET-Studie von Gamma et al. (2000) unter MDMA (1,7 mg/kg p. o.) beidseits signifikante Steigerungen des regionalen zerebralen Blutflusses (rCBF) im Kleinhirn, dem ventromedialen präfrontalen Kortex, dem ventralen anterioren Cingulum sowie dem inferioren Temporal- und dem medialen Okzipitallappen. Beidseitige Verminderungen des rCBF zeigten sich in den Arealen der prä- und parazentralen Lobi, dem dorsalen und posterioren Cingulum sowie dem superioren temporalen Gyrus, der Insula und dem Thalamus. Die untereinander reich vernetzten Strukturen des ventralen und dorsalen Cingulums, des Thalamus, des Temporallappens und des Kleinhirns werden als zentrales Netzwerk bei der Regulation von Stimmungen und Emotionen diskutiert (George et al. 1995). Von besonderer Bedeutung erscheint eine ausgeprägte Deaktivierung der linken Amygdala, bei der es sich um das neurobiologische Substrat der Entängstigung und Euphorie unter MDMA handeln dürfte.

Eine besondere psychophysiologische Wirkung von Entaktogenen wie MDMA und MDE ist die Induktion eines psychischen und physiologischen Zustands wie er typischerweise unmittelbar nach dem Erleben eines Orgasmus auftritt (Passie et al. 2005b) (Tabelle 3). Jüngst konnte zudem nachgewiesen werden, dass es während des postorgasmischen Zustandes – wie unter MDMA – auch zur Deaktivierung der linken Amygdala kommt (Komisaruk und Whipple 2005, Komisaruk 2008).

Psychophysiologische Funktionen	**MDMA-induzierter Zustand**	**Postorgasmischer Zustand**
Gesamtzustand	tiefe Relaxation	tiefe Relaxation
ZNS-Arousal	erhöht	erhöht
Neurobiologisch	Deaktivierung der linken Amygdala	Deaktivierung der linken Amygdala
Kardiovaskulär	RR + Puls erhöht	RR + Puls erhöht
Neuroendokrin	Prolaktin erhöht	Prolaktin erhöht
Vigilanz	erhöht	erhöht (vermindert)
Gefühle	intensiviert	intensiviert
Angst	vermindert	vermindert
Denken	imaginativer	imaginativer
Körpererleben	intensiviert	intensiviert
Mind set	geöffnet	geöffnet

Tabelle 3: Psychophysiologische Ähnlichkeiten des typischen MDMA-induzierten Zustandes und des postorgasmischen Zustandes (modifiziert nach Passie et al. 2005b)

Implikationen neurobiologischer Entaktogen-Wirkungen für die Traumatherapie

Neuere neurobiologische Forschungen haben gezeigt, dass es bei der Verarbeitung von Sinneswahrnehmungen während der Einwirkung traumatischer (d.h. die individuelle psychische Verarbeitungskapazität überschreitender) Erlebnisse zu einer abnormen Reizverarbeitung kommt. Normalerweise werden die eingehenden Sinnesreize von den sensorischen Feldern an den Thalamus weitergeleitet, der für deren Verteilung in die weiterverarbeitenden Hirnstrukturen sorgt. Vor der Abspeicherung im Gedächtnis (Hippokampus) werden die Sinnesinformationen zunächst mittels der Hirnstruktur der Amygdala auf ihre Überlebens- und Gefahrenrelevanz vorsondiert und dann in entscheidenden Teilen dem Kortex zugeführt, der für eine weitere Bewertung und Einordnung sorgt, bevor die Reize im Gedächtnis abgelegt werden.
Bei traumatischen Erlebnissen kommt es nun zu einer »Vereinfachung« der Verarbeitungsweise. Dabei werden die Verarbeitungsschritte in phylogenetisch älteren Hirnarealen (limbisches System, Amygdala und Hippokampus) bevorzugt, die komplexeren Bewertungs- und Einordnungsvorgänge über den Kortex »ausgelassen«, und es kommt zu einer »direkten Abspeicherung« (ohne Zwischenschritt über den Kortex). Treten nun Sinneseindrücke, die an das Trauma erinnern, in das Erlebnisfeld, so kommt es zu einer überstarken Aktivierung der Amygdala (ohne die Möglichkeit einer Hemmung dieser Reaktion durch die in ihrer Aktivität stark reduzierten Strukturen des Cingulums und des medialen frontalen Kortex, Nutt und Malizia 2004). Insbesondere in der linken Amygdala findet sich bei Patienten mit psychischen Symptomen nach Traumatisierung (Posttraumatische Belastungsstörung nach ICD-10) eine überstarke Aktivierung (Liberzon und Sripada 2008), die mit dem Ausmaß der Symptomatik korreliert (Shin et al. 2005).

Die unter MDMA und MDE zu findende basale Entängstigung, die neurobiologisch mit einer Deaktivierung der linken Amygdala in Beziehung steht (Gamma et al. 2000), kann möglicherweise hilfreich bei der Integration traumatischer Erfahrungen bzw. Erinnerungen sein. Dies wurde mehrfach berichtet und ist aktuell Gegenstand von zwei klinischen Studien (Oehen 2008, Mithoefer 2008). Möglich erscheint, dass die Deaktivierung der Amygdala den Zugang zu den im oben skizzierten pathologischen Modus abgespeicherten und somit unzugänglichen Erinnerungen eröffnet, da die Amygdala normalerweise eine Freisetzung traumatischer Erinnerungen aufgrund ihrer ängstigenden (d.h. »amygdala-aktivierenden«) Qualität verhindert. Über diesen neurobiologischen Mechanismus könnten somit traumatische Erinnerungen einer therapeutischen Reprozessierung zugänglich werden. Auch könnte damit, über eine, auch anderen trauma-therapeutischen Verfahren zugrunde liegende, »nachgeholte kortikale Verarbeitung«, eine symptom-mindernde Integration von Traumata gelingen (Pagani et al. 2007). Aktuelle klinische Erfahrungen zeigen, dass das psychische Erleben unter Wirkung von MDMA »wie von selbst« in die Richtung einer benignen Reprozessierung traumatischer Erinnerungen läuft (Mithoefer 2008).

Indikationen und Kontraindikationen

Nicht für alle psychotherapeutisch behandelbaren psychischen Probleme bzw. Störungen besteht eine Indikation für die psycholytische Therapie. Besonders geeignet scheinen, nach den in der Literatur publizierten Ergebnissen bzw. Erfahrungen, relativ ich-stabile und sozial funktionsfähige Personen mit Angst-, Charakter- und Sexualneurosen, depressiven Neurosen, und verschiedenen psychosomatischen Störungen (Tabelle 4). Auch die Behandlung von Bulimien und Süchten, insbesondere bei nicht so starker Ausprägung, kann eine Indikation darstellen (Tabelle 5). Es muss jedoch weiteren klinischen Studien vorbehalten bleiben, dass tatsächliche Spektrum behandelbarer Störungen auszuloten.

Diagnostische Gruppen	Anzahl Studien	Behandlungserfolg
Angstneurosen	9	70 %
Depressive Neurosen	4	62 %
Charakterneurosen	10	61 %
Sexualneurosen	7	50 %
Zwangsneurosen	10	42 %
Hysterie und Konversionsneurosen	2	31,5 %
Substanzabhängigkeit	6	31 %

Tabelle 4: Indikationen für die psycholytische Therapie (mit Halluzinogenen) nach Auswertung von 42 klinischen Studien (Mascher 1967)

Potentiell behandelbare Störungen	Zu favorisierende Substanzen
Neurosen	Entaktogene (Halluzinogene)
Psychosomatische Störungen	Entaktogene (Halluzinogene)
Bulimie	Entaktogene
Zwangsneurosen	Entaktogene
Posttraumatische Belastungsstörungen	Entaktogene
Alkoholabhängigkeit	Entaktogene
Terminale Krebspatienten	Entaktogene (Halluzinogene)
Paar-Störungen	Entaktogene
Persönlichkeitsstörungen	Entaktogene (Halluzinogene)

Tabelle 5: Indikationen für die psycholytische Therapie mit Entaktogenen (modifiziert nach Passie 2007; fußend auch auf Angaben in Holland 2001)

Liegt eine psychische Labilität im Sinne einer dauerhaften psychischen Instabilität (Ich-Strukturschwäche und Borderline-Störungen) oder eine temporäre Instabilität bzw. ausgeprägte Depressivität aufgrund aktueller Ereignisse vor, so besteht eine Kontraindikation für die Anwendung der psycholytischen Methode. Aufgrund der aktivierenden Wirkung der Substanzen kann es in diesen Fällen zu einer Potenzierung der psychischen Labilität bzw. Depressivität kommen. Besondere Probleme bietet in derartigen Fällen auch die Phase unmittelbar nach den psycholytischen Sitzungen, da es in den Folgetagen gelegentlich zu psychischen Labilisierungen und kurzzeitigen depressiven Nachschwankungen kommen kann (Leuner 1981, Grof 1983). Diese sind bei der Therapie mit Entaktogenen allerdings deutlich geringer ausgeprägt als bei den Halluzinogenen. Zudem stellen sie bei nicht-labilen Patienten mit regelrechter Indikation keine gravierenden Probleme dar, da sie fast immer nur leichtgradig ausgeprägt sind und vom Patienten selbst bewältigt werden können. Selbstverständlich können in einzelnen Fällen auch psychotherapeutische Interventionen angebracht sein.

Kontraindikationen für die psycholytische Therapie sind jede Art von Psychosen, wahnhafte Störungen, schwere und endogene Depressionen, akute und subakute Belastungsreaktionen, sowie zugespitzte psychische Krisensituationen. Weitere Kontraindikationen stellen ausgeprägte Ich-Schwäche, schwere narzisstische Störungen, schwere Persönlichkeitsstörungen sowie ausgeprägte Abhängigkeitserkrankungen dar. Bei die-

sen Erkrankungen muß eine sehr strenge Indikationsstellung erfolgen, wenn behandelt werden soll (vgl. auch Oehen 2008). Auch die Behandlung von Posttraumatischen Belastungsstörungen (vgl. Mithoefer 2008) sowie von Bulimien und Süchten und sollte nur mit Entaktogenen erfolgen.
Grundsätzlich ist darauf hinzuweisen, dass psycholytische Sitzungen anscheinend Selbstheilungsmechanismen aktivieren bzw. triggern können. Dies impliziert, dass Personen, die eine relativ gesunde innerpsychische Struktur und soziale Funktionsfähigkeit, d.h. genügende Ressourcen aufweisen, besonders gut von einer solchen Behandlung profitieren können.

Es gibt einige Kontraindikationen von körperlicher Seite (Tabelle 6). Inwieweit Kontraindikationen wegen der Einnahme anderer Medikamente bestehen, muss im Einzelfall abgeklärt werden. Eine wissenschaftliche Übersichtsarbeit liegt dazu bisher nicht vor (vgl. etwa Oesterheld et al. 2004). Bedenken können generell bestehen, wenn Medikamente eingenommen werden, die das Cytochrom-P-Enzmsystem belasten bzw. induzieren, so dass mit einer Verlangsamung bzw. Beschleunigung des Abbaus von Entaktogenen (nicht jedoch von Halluzinogenen) zu rechnen ist, da die Entaktogene über dieses Enzymsystem verstoffwechselt werden. Sicher gefährlich ist auch die Kombination mit MAO-Hemmern, die jedoch im deutschsprachigen Raum nur selten als Psychopharmaka eingesetzt werden.

Erkrankungen
Maligner Hypertonus
Epilepsie
Schwere Lebererkrankungen
Schwere Nierenerkrankungen
Schwere Tumorerkrankungen

Tabelle 6: Liste somatischer Kontraindikationen

Mögliche Risken und Komplikationen

Aus den Nachuntersuchungen von Tausenden mit der psycholytischen Methode (vornehmlich mit LSD) behandelten Patienten während der 50er und 60er Jahre ergibt sich, dass sich durch die Einflechtung psycholytischer Sitzungen in den psychotherapeutischen Prozess eine Behandlung nicht risikoreicher gestaltet als eine konventionelle Psychotherapie (Cohen 1960, Malleson 1971).

Mögliche akute und subakute Komplikationen der Therapie mit Entaktogenen sind in Tabelle 7 dargestellt.

Art der Komplikation	Vorkommen	Behandlung
Während der Sitzung		
Angstreaktionen	Gelegentlich	Beruhigendes Einwirken
Ich-desintegrative Krise	Selten	Psychotherapeutische Stabilisierung
Agitation/Konfusion	Selten	Psychotherapeutische Stabilisierung
Unmittelbar nach der Sitzung		
Längerdauern des veränderten Zustandes (Stunden)	Sehr selten	Weiterbetreuung bis zum Abklingen
Depressive Nachschwankung	Gelegentlich	Möglichkeit zur Nachbetreuung (telefonische Erreichbarkeit)
Psychische Labilisierung	Gelegentlich	Psychotherapeutische Stabilisierung

Tabelle 7: Übersicht über mögliche Komplikationen während und unmittelbar nach psycholytischen Sitzungen mit Entaktogenen (nach Passie 2007, fußend auch auf Naranjo 1973, Yensen 1976)

Anlage und Methode der Interview-Studie

Anlage und Methode der Interview-Studie

Rahmenbedingungen der beforschten psycholytischen Sitzungen

Bei den in der vorliegenden Studie beschriebenen Behandlungen wurden mittlere Dosierungen von MDE (125-150 mg p. o.) oder MDMA (100–125 mg p. o.) bzw. LSD (75–150 mcg p.o.) verwendet. Die Behandlungen wurden nach den Prinzipien der psycholytischen Methode (Leuner 1971, Fontana 1965) im Rahmen von Wochenendseminaren in einer Gruppe von 8 bis 15 Klienten in zwei Behandlungsräumen durchgeführt. Vor den Sitzungen wurden mit den Klienten diverse (10 – 30) Einzelgespräche im Sinne einer tiefenpsychologisch orientierten Psychotherapie geführt. Die Psycholyse-Sitzungen wurden von drei permanent anwesenden professionellen Psychotherapeuten (zwei Männer, eine Frau) begleitet. Die Teilnehmer verwendeten während der Sitzung Augenklappen und es wurde über Kopfhörer leise Hintergrundmusik zur Stimulation des Erlebens gespielt. Die Teilnehmer wurden angehalten, sich dem inneren Erleben möglichst unbefangen hinzugegeben. Im unmittelbaren Vorfeld wurden sie angeleitet, im Austausch mit jeweils einem anderen Teilnehmer ihre aktuellen persönlichen Themen zu zentrieren und durchzusprechen, um eine Fokussierung auf therapeutisch bedeutsame Aspekte herzustellen. Eine Integration und Deutung des in der Sitzung Erlebten fand in einer Gruppensitzung am Morgen des Folgetages statt (Dürst 2006). Nach den psycholytischen Sitzungen wurde die psychotherapeutische Behandlung fortgesetzt.

Alle interviewten Patienten hatten zwischen fünf und zehn Psycholyse-Sitzungen. Diese Sitzungen fanden weit überwiegend unter Entaktogenen (MDE, MDMA) statt, während LSD-Sitzungen nur ca. 10 – 20 % ausmachten. Insofern beziehen sich die folgenden Erörterungen bzw. Interviews vorrangig auf die Wirkung von Entaktogenen. Bei den behandelten Patienten handelte es sich um weibliche und männliche Patienten mit Charakter-, Angst- und Sexualneurosen sowie neurotischen Depressionen und psychosomatischen Störungen. Praktisch alle Behandelten hatten ein hohes soziales Funktionsniveau und es gab bei niemandem vorhergehende stationäre psychiatrische oder psychotherapeutische Behandlungen (Duerst 2006).

Die theoretischen Konzepte von Leuner (1962), Masters und Houston (1966) und Grof (1975) zu Formen und Inhalten psycholytischer bzw. psychedelischer Erfahrungen unter der Wirkung von Halluzinogenen (LSD, Psilocybin) geben Einblicke in bedeutende Aspekte und Strukturen des veränderten Erlebens. Allerdings fehlen die Erlebnisformen und -inhalt, wie sie durch die Entaktogene hervorgerufen werden. Diese sind von den Halluzinogenen im Bezug auf psychische und kognitive Wirkungen deutlich verschieden (Nichols 1986; Gouzoulis-Mayfrank et al. 1996, Passie et al. 2005a) und wurden in ihren möglichen therapeutischen Wirkungen und Implikationen bisher nicht systematisch beschrieben.

Fragestellung, Erhebungs- und Auswertungsmethodik

In der vorliegenden Studie soll der Frage nachgegangen werden, wie und wodurch Patienten – aus ihrer Sicht – Veränderungen in den mit MDMA/MDE (in erheblich geringerem Maße auch mit LSD) unterstützten psychotherapeutischen Prozessen erleben. Darüber sollen diejenigen Faktoren herausgearbeitet werden, die Patienten in psycholytischen Gruppensitzungen bei der Bearbeitung ihrer Probleme als besonders hilfreich und wirksam erlebt haben. Zur Bearbeitung dieser Fragestellung wurde ein am therapeutischen Prozess orientierter qualitativer Forschungsstil gewählt.

Bei der Betrachtung von Wirkzusammenhängen zwischen therapeutischer Intervention und therapeutischer Veränderung spielt die prozessorientierte Forschung – im Unterschied zur sogenannten outcome-orientierten Forschung – seit Mitte der 80er-Jahre zunehmend eine Rolle. Sie soll Bedingungen für einen erfolgreichen Therapieverlauf erhellen (Bastine 1992). Dadurch wurde der therapeutische Prozess zum Gegenstand detaillierter Veränderungsforschung, mit dem Ziel, die für therapeutische Veränderungen maßgeblichen prozessualen Faktoren sowie deren Interaktion und Wirkzusammenhänge zu identifizieren (Bastine et al. 1989, Greenberg und Rice 1984).

Für die Deskription der Struktur und Dynamik von Veränderungsprozessen kommt in der prozessorientierten Psychotherapieforschung der Einzelfallforschung eine besondere Rolle zu (Auckenthaler 1991). Einzelfallstudien erlauben es, »... sich durch die Beschränkung auf ein Untersuchungsobjekt oder relativ wenige Personen intensiver mit mehr Untersuchungsmaterial beschäftigen zu können, und dadurch umfangreichere und komplexere Ergebnisse zu bekommen« (Witzel 1982: 78, Langenmayer und Kosfelder 1995).

Es wurden ca. zweistündige halbstrukturierte Interviews mit den Patienten durchgeführt. Der Leitfaden umfasste acht Fragen. Zur Datenerhebung wurde das Paradigma des problemzentrierten Interviews nach Witzel (1985, 2000) verwendet. Die Auswertung des Datenmaterials erfolgt zum einen in Anlehnung an die Globalauswertung (Bortz und Döring 1995, Legewie, 1994) und zum anderen mithilfe der zusammenfassenden Form der Qualitativen Inhaltsanalyse nach Mayring (2000).

Im folgenden Text sollen exemplarisch Erlebnisweisen und Erlebnisinhalte unter den Wirkungen beider Arten von psychoaktiven Substanzen (Halluzinogene und Entaktogene) dargestellt werden, wie sie in einem gleichbleibenden therapeutischen Rahmen zustandekamen. Es werden also typische Formen und Inhalte psycholytischer Therapieerfahrungen dargestellt werden, wie sie sich aus der erzählten Erinnerung und Perspektive von Patienten ergeben (phänomenologische Methode; vgl. Moustakas 1994).

Psychotherapeutische Erfahrung mit Entaktogenen und ihre Elemente

Formale Elemente des Therapieprozesses

Inhaltliche Elemente des Therapieprozesses

Integration in den Alltag und therapeutische Veränderungen

Psychotherapeutische Erfahrung mit Entaktogenen und ihre Elemente

In diesem Abschnitt soll der Frage nachgegangen werden, welche Elemente Patienten in der Therapie mit Entaktogenen für die Bearbeitung ihrer Probleme als besonders eindrücklich, hilfreich und wirksam erlebt haben, um darüber Einblicke in die therapeutischen Wirkmechanismen zu gewinnen (phänomenologische Methode; vgl. Moustakas 1994). In der Übersicht stellen sich die Elemente wie folgt dar:

Formale Elemente des Therapieprozesses
· Themenfokussierung
· Gruppenerfahrung
· Bedeutung der Therapeuten
· Steuerbarkeit des Erlebens

Inhaltliche Elemente des Therapieprozesses
· Entängstigung, Öffnung, Vertrauensbildung
· Psychophysische Relaxation und verändertes Körpererleben
· Dynamisierung intrapsychischer Prozesse
· Altersregressionen
· Mentale Alternativsimulationen
· Problemaktualisierung und korrigierende Neuerfahrung
· Transpersonale Erfahrungen

Integration in den Alltag und therapeutische Veränderungen
· Integration in den Alltag
· Therapieresultate aus Patientensicht
· Vergleiche zur konventionellen Psychotherapie

Nachfolgend werden die in der Übersicht genannten Punkte anhand von Aussagen in den Interviews dargestellt und erläutert. Diese beziehen sich, wo nicht anders angegeben, auf die Arbeit von Dürst (2006) (Verweise siehe S. 72).
Die ursprünglich auf Tonträger aufgezeichneten und dann wörtlich transkribierten Interviewtexte wurden zur Verbesserung der Lesbarkeit von Füllwörtern befreit und bezüglich Syntax und Grammatik der Schriftsprache angeglichen. Wo mehr als zwei Worte heraus- oder hereingenommen bzw. verändert wurden, ist dies mit ... bzw. [ ] kenntlich gemacht. Selbstverständlich wurde darauf geachtet, dass sich durch diese Veränderungen keine inhaltliche Veränderung oder Sinnentstellung des Geschilderten ergibt.

Formale Elemente des Therapieprozesses

Themenfokussierung

Die hier beschriebenen Therapieerfahrungen fanden, wie schon erwähnt, in einem Gruppenrahmen statt, der zu Beginn der Zusammenkunft eine Themenzentrierung beinhaltete. Dabei sollten die Teilnehmer sich in Pärchen zusammensetzen und sich gegenseitig über ihre aktuelle Lebenssituation, Themen und biografische Ereignisse, die sie aktuell an Themen besonders beschäftigen, berichten. Jeweils ein Teilnehmer soll dabei für zehn Minuten nur sprechen, der andere nur zuhören. Nach zehn Minuten werden die Positionen getauscht. In einer anschließenden Runde mit allen Teilnehmern berichtet dann jeder über das, was er an Themen in der Dyade erörtert und zentriert hat. Dies dient, neben dem Kennenlernen der Teilnehmer untereinander, der Vertiefung ihrer indivduellen Themen bzw. der sich ergebenden Fragestellungen.

» Für mich war wichtig, mein Thema konkret zu erfassen. Also da hat der Therapeut, während ich irgendwie meinte, das und das sei mein Thema, das meistens auf den Punkt gebracht. Das war wichtig am Abend vorher. Dann habe ich oft erst kapiert, was wirklich mein Thema ist. Häufig hatte ich da irgendwie so ein Chaos im Kopf oder meinte ein anderes Thema zu haben, und der Therapeut hat dann erkannt, dass mein Thema ein ganz anderes Thema ist. Das war sehr hilfreich ...« [1]

Gruppenerfahrung

Die Therapiegruppen umfassten 10 bis 15 Teilnehmer. Einige Teilnehmer kannten sich aus früheren Sitzungen. Da sich fast alle Teilnehmer sich während des Zeitraumes ihrer Teilnahme an psycholytischen Sitzungen in tiefenpsychologischen Einzelbehandlungen befanden, war für sie die Gruppensitzung eine neue Erfahrung, die viele Ängste und Wünsche mobilisierte.

» Die Gruppe war für mich sehr wichtig, denn es waren verschiedenartige Männer und Frauen da. Dadurch konnte man bestimmte Rollen ausleben. Man sieht sich ja in diesem Zustand in den anderen Personen bzw. Rollen gespiegelt, zum Beispiel Vater und Mutter oder in Rollen, die man im Alltag erlebt, sprich Arbeitskollegen usw. Man kann sich ganz gut damit auseinandersetzen, wenn man das möchte. Und vor allen Dingen war es wichtig, die anderen Erfahrungen zu hören, sich auszutauschen, auch während der Sitzungen. Für mich war es toll zu sehen: Wie sehen mich die anderen, wie nehmen die das wahr?« [2]

» Bei einer Sitzung habe ich mal eine Ablehnung gespürt gegen eine Person und habe über diese Ablehnung dann gesehen und gefühlt, was mit mir ist, was ich da ablehne. Ein anderes Mal habe ich plötzlich alle Männer verstanden, die da waren. Ich wusste genau, was mit denen ist. Ich konnte plötzlich all ihr männliches Problem erfassen. Bei einer anderen Sitzung habe ich in einem Menschen, der sich ganz gut und angepasst darstellte, bei der Begrüßung ganz viel Böses gesehen. Das hat dazu geführt, dass ich kapiert habe, dass das, was man vorgibt, nicht das ist, was man wirklich ist. Ich guck seitdem viel tiefer in Menschen hinein und kann sie besser fühlen ...«[3]

» In einer Gruppe eingebettet zu sein war für mich eine der wichtigsten Erfahrungen. Erstmal zu erfahren, wovor ich Angst habe ... wie schamhaft ich bin und wie voller Komplexe. Normalerweise tritt man auf als Mensch mit einer Aufgabe, zum Beispiel bei der Arbeit. Doch hier tritt man nur als Mensch auf, mehr nicht. Man hat keine Aufgabe, an der man sich profiliert. Man ist einfach da mit dem, was man ist, mehr nicht. Das war am Anfang mit sehr viel Angst besetzt. «[4]

» Die Erfahrung in der Gruppe war auch sehr wichtig, weil man da zutiefst mit sich konfrontiert war, aber zugleich auch in der Gruppe war und das gleich praktisch umsetzen konnte. Dadurch, dass man sich geöffnet hat, es wagte sich zu öffnen, und eine Gruppe da war, die auch bereit war einen anzunehmen, konnte man das neue Gefühl gleich praktisch üben. Und das waren sehr gute und hilfreiche, auch lehrreiche Kontakte. Man hat voneinander gelernt ...«[5]

» Am Ende der Gruppensitzungen fanden dann ja auch Gespräche statt und nachts war man zusammen und konnte sich unterhalten. Da war die Bedrohung völlig weg. Das war für mich ganz wichtig, dass ich Menschen nicht mehr in erster Linie als Bedrohung empfinde, sondern stattdessen wieder Vertrauen aufbauen kann, insbesondere Gruppen gegenüber, die ich ja nicht kontrolliere. Ich bin früher mit Gruppen zusammen gewesen, aber dann habe ich die Gruppen immer kontrolliert. Und hier hatte ich das Gefühl, ich kann die Kontrolle aufgeben. Ich kann mich wirklich entspannen. Da passiert mir nichts, da ist Wohlwollen vorhanden. ... eine ganz wichtige Erfahrung, die sich in meinem Leben fortsetzt, weil ich Menschen wieder mehr Vertrauen entgegenbringen kann.«[6]

» Man ist sehr nahe beieinander, aber während der Reise ist man für sich alleine ... Doch dann, wenn man dann den Zugang braucht zu den Menschen, sind sie da und man teilt einfach. Ich fand das wunderbar, teilen zu können, ohne in den anderen aufzugehen. Die Grenzen sind da. Es ist nicht so, dass man sich gegenseitig besetzt oder zuviel Intimität verlangt. Überhaupt nicht. Es ist einfach nur richtig, wie es passiert, nicht zu viel und nicht zu wenig und man hat jederzeit auch die Möglichkeit, das zu regulieren. Doch ich habe nie erlebt, dass es da Auseinandersetzungen gegeben hätte, weil jemand zu weit gegangen wäre oder so ...« [7]

» Es kommt sowohl zu speziellen Begegnungen mit einzelnen Teilnehmern als auch zu einem allgemein tragenden Gefühl der Gruppe ... Das war meine größte Sorge bei der Reise. Ich hatte meinen Therapeuten gefragt: Können Leute auf mich zukommen? Das möchte ich nämlich nicht. Das sagt ja schon viel über meine Ängste aus. Prompt kam natürlich jemand zu mir. Aber das war überhaupt kein Problem, weil darauf geachtet wird, dass man nicht gestört wird. Das heißt, es findet nie statt ohne Zustimmung des Therapeuten. Die achten sehr darauf. Außerdem konnte ich es auch sagen, wenn ich nicht gewollt habe. Es hat nicht viele, aber ein paar Begegnungen gegeben, die unglaublich waren, die für mich eine große Rolle gespielt haben.« [8]

Aus den Beispielen wird deutlich, dass in einer derartigen Gruppe eine ganze Palette von Ängsten und Vorbehalten im zwischenmenschlichen Raum mobilisiert wird; in Abhängigkeit von den biografischen Vorerfahrungen. Durch die entängstigende Wirkung der Entaktogene können während der Sitzungen hindernde Befürchtungen überwunden und neue Erfahrungen gemacht werden, die negative Erinnerungen und Befürchtungen häufig konterkarieren. Hierbei kann zwischen neuartigen Erfahrungen in Einzelbegegnungen und dem Effekt einer tragenden Gruppe unterschieden werden. Oft ergibt sich eine oszillierende Nähe zur Gruppe durch die Hinwendung zum Eigenen. Interessant ist auch, dass sich die Gruppenprozesse nicht, wie man aufgrund der großen individuellen Verschiedenheit des Erlebens erwarten könnte, im Sinne einer Chaotifizierung auswirken. Vielmehr scheinen sich autoregulative Prozesse abzuspielen, die (ergänzt durch Strukturierung der Therapeuten) die Gruppe in einem weitgehend ungestörten Gleichgewicht halten. Dies wird auch durch die Ergebnisse von Spencer (1963), Fontana (1965) und den Schweizer Psycholyse-Therapeuten (vgl. Gasser 1996) bestätigt.

Es scheint, dass in einer Gruppensituation die entängstigende Wirkung der Entaktogene eine beschleunigte und vertiefte vertrauensvolle Einlassung auf therapeutisch wirksame Erfahrungen möglich wird.

Bedeutung der Therapeuten

Grundsätzlich kommt der Beziehung zum Therapeuten bei der Psychotherapie eine zentrale Bedeutung zu. Da aufgrund der während einer Sitzung weitgehend »selbstständig« ablaufenden »psycholytischen« Prozesse der Therapeut über lange Zeit in den Hintergrund tritt, erscheint es von Belang, die Bedeutung, die der Therapeut behält, und jene seine Aufgaben aufzuzeigen.

» Die Kunst des Therapeuten war schon sehr wichtig, um die richtige Mischung herzustellen aus auflockerndem, aufwärmendem, sozial anbahnendem Verhalten und das wiederum auch jeder bei sich bleibt. Letzteres fand ich eigentlich einen sehr guten Aspekt, dass man nicht zu gruppengluckenhaft miteinander zusammen kuschelte. So vierzehn Leute im Heuschober, ganz dicht. Nach dem Motto: ›Wir sind alle ganz kleine arme Kinder und haben uns ganz schrecklich lieb.‹ Das hätte nur abgelenkt. Das hat er sehr gut geschafft, diese Schwebe herzustellen, die einerseits klarstellt, dass jeder sich mit seinem Problem und seinem Thema befassen soll und dass ein symbiotisches Verschmelzen miteinander der Sache gar nicht gut tut ... Das war eine Kunst, für die ich ihn sehr bewundert habe ...« [9]

» In dem Augenblick, als man sich innerlich von falschen und beängstigenden Vorstellungen gelöst hatte, ... da hat er eine Atmosphäre von Unerschrockenheit vor dem angeblich Schrecklichen vermittelt ... als ob da ein Löwenbändiger wäre, der, wenn so ein Vieh in den Käfig reinkommt, sagt: Okay, es ist ein Löwe, gucken wir uns den mal an. Dieser Umgang mit beängstigenden Gefühlen war sehr wichtig.« [10]

» Ich finde es ganz wichtig, dass ein weiblicher und ein männlicher Therapeut dabei sind. Insbesondere, wenn so eine Problematik da ist wie bei mir mit den Eltern, der Scheidung und so weiter. Dann spielen die Therapeuten eine große Rolle. Denn wenn man in dem veränderten Zustand Hilfe holt und und mit denen redet, dann können die dir schon beispielhaft die Mutter oder den Vater verkörpern. Das war für mich ganz wichtig ... Das heißt, die Therapeuten haben das mit mir auch immer durchgespielt. Somit ist die Frau ganz genauso wichtig wie der Mann. Es gab Themen, zum Beispiel wenn man seine Weiblichkeit entdeckte, die man natürlich eher mit einer weiblichen Person beredet als mit einem Mann ...« [11]

» In den ersten Sitzungen hatte ich immer das Gefühl, die Therapeuten müssten mich aus meiner Situation rausretten. So ... habe ich die auch benutzt. Aber ich war auch misstrauisch gegenüber den Therapeuten, dachte immer, die sind bestimmt auch irgendwie nicht in Ordnung. Doch das war mein Problem, misstrauisch zu sein. Später habe ich sie gebraucht, um einen Wegweiser oder Diskussionspartner zu haben, um Lösungen zu finden, um mich selbst zu verstehen. Manchmal habe ich sie auch gebraucht als erhobenen Zeigefinger, wenn sie mich kritisiert und ermahnt haben, weil ich sie genervt habe, zuviel wollte oder mit ihnen gespielt habe.«[12]

» Die Therapeuten ... waren zutiefst menschlich, unglaublich verständnisvoll, aber doch auch sehr kritisch. ... Mit einem Menschen so kommunizieren zu können ist einfach unglaublich. Bevor ich diese Erfahrung gemacht hatte, habe ich es nicht für möglich gehalten, dass man einem Menschen so nah sein kann und trotzdem den nicht beansprucht wie einen Menschen, den man liebt. ... Man fühlt sich einfach nur ernst genommen, angenommen, verstanden, aber auch ernst genommen in dem Sinne, dass man nicht irgendwas sagen kann, was nur immer bejaht wird, sondern kritisch, aber liebevoll beantwortet wird.«[13]

» Im Gegensatz zu den Einzelsitzungen spielte der Therapeut während der Gruppensitzungen eine fast dezentrale, periphere Rolle. Er war sehr wichtig in der Einleitungsphase, für das Vertrauen, das ich aufgebracht hatte, für den Sprung in dieses Wasser ... Da war er mir sehr wichtig in seiner Rolle als jemand, der dieses Setting herstellt, diese Atmosphäre. Während der Sitzung selbst spielte er für mich fast keine Rolle. Ich kann mich nur an ein, zwei, drei Mal erinnern, wo ich ihn hinzuzog als einen mir sehr vertrauten Kenner meiner ganzen Probleme, dem ich unbedingt jetzt mal erzählen musste, was ich rausgefunden hatte ...«[14]

Aus den Beschreibungen wird klar, dass die mit den Therapeuten sich verbindenden Wünsche, Wahrnehmungen und Erfahrungen sich auf eine Reihe von Faktoren beziehen. Zunächst werden die Therapeuten in einem allgemeinen Sinn als jemand, der eine vertrauensvolle und sichernde Struktur und Atmosphäre herstellt, gewünscht und erlebt. Außerdem haben sie eine im individuell unterschiedliche therapeutische Struktur und Halt vermittelnde Funktion. Dies unterscheidet sie kaum von konventionellen Therapeuten.

Darüber hinaus ist zu entnehmen, dass Übertragungen auf die Therapeuten meist eine positive Akzentuierung erfahren. Die Patienten empfinden aufgrund der entängstigenden Wirkung weniger Vorbehalte und können sich besser »öffnen« und anvertrauen. Da die therapeutische Beziehung zentral darauf bezogen ist, adäquates mitmenschliches Vertrauen wiederherzustellen, erscheint es möglich, dass psycholytische Gruppensitzungen katalytisch auf das (Wieder-) Erleben zwischenmenschlichen Vertrauens wirken können.

Es entsteht dadurch jedoch erfahrungsgemäß, trotz einer gewissen Intensivierung der positiven Übertragungsaspekte, keine hinderliche Idealisierung der Therapeuten. Betont wird in den Beschreibungen auch die hilfreiche Wirkung therapeutischer Interventionen in inneren Problemlagen während des psycholytischen Prozesses. Hierbei können sowohl basale Aspekte von Haltgebung, aktivem Zuhören, körperlicher Zuwendung (Handhalten, Streicheln, beruhigen) eine Rolle spielen als auch kritisches Miterörtern, sanfte Konfrontationen, Hilfestellungen oder förderlich sein.

Steuerbarkeit des Erlebens

Große Befürchtungen können sich darauf richten, dass man das durch die Substanzen intensivierte innere Erleben nicht mehr kontrollieren könnte. Wie Leuner (1962) gezeigt hat, sind die Patienten bei entsprechend angepasster Dosis durchaus in der Lage, wesentliche Teile des inneren Erlebnisflusses (wie auch die eigenen Reaktionen darauf) zu steuern und in dabei geordneter Kommunikation mit der Umwelt zu bleiben. Dies ist auch relevant, weil von einem übermächtigen Erleben die Gefahr einer Retraumatisierung ausgehen kann. Andererseits birgt gerade die Möglichkeit, sich einem »autonom« ablaufenden Prozess »hingeben« zu können, ein erhebliches therapeutisches Potenzial. Doch obgleich gelegentlich belastende Erlebnisse auftreten können, kommt es nur sehr selten zu Überforderungen durch aufkommendes Erlebnismaterial. Dies gilt insbesondere im Bezug auf die Entaktogene, die erheblich geringere Veränderungen von Kognition und Steuerungsfähigkeiten verursachen als die Halluzinogene (Hess 1997, Naranjo 1973).

» Ich hatte das Gefühl, ich könnte die Erfahrungen lenken und mitgestalten. Wenn jetzt z. B. ein Feuer ausbrechen würde, würde ich ganz geordnet aufstehen, meine Sachen packen, runtergehen und irgendeinem Reporter einen lückenlosen Bericht über den Ausbruch des Feuers geben, ohne dass diese innere Geöffnetheit etwa unterbrochen wäre. ... Ich konnte sehr bewusst mitgestalten. Ich hatte auch nie das Gefühl, ich werde wehrlos in einem Strudel mitgerissen. Ganz im Gegenteil: Ich konnte Zäsuren setzen, konnte sagen: ›Ich versuch das jetzt in Worte zu fassen‹; obwohl das wortlos ablief. ›Stop, noch einmal zurück‹, wirklich wie einen Videorekorder, anhalten, ›Stop, weiter, noch einmal zurück‹, wie ein Standbild, das man so rausvergrößert; in dem Fall halt für Gefühle.« [15]

» Man kann vieles steuern, aber man kann nicht alles steuern. Wenn man das Steuern erzwingen will, wird es die ganze Zeit ein irrer Kampf. ... bei mir war es am Anfang die Angst, dass was Neues, Unbekanntes hochkommt. Als ich später mehr dazu bereit war, habe ich das nicht mehr gesteuert. Dann kam das Thema, was halt angestanden hat, und ich konnte mich darauf einlassen.«[16]

» Am Anfang ist man dazu geneigt, sich tragen zu lassen von der Wirkung. Doch man lernt mit der Zeit, dass man tiefgründiger bei den Gedanken sein kann, man versucht, den Faden nicht abreißen zu lassen. Immer wieder zu dem Thema zurückzukommen, um detaillierter und tiefgründiger reinzugucken. Das war mit jeder Reise interessanter und ... ich habe das immer ernster genommen. ... mich immer mehr darauf konzentriert, Dinge zu verfolgen, tiefer reinzugehen und für mich noch mehr Antworten zu bekommen.«[17]

» Auf eine wunderbare Art und Weise ist alles miteinander verwoben ... Man ist in allen Schichten da, ist geistig präsent. Man kann sogar mittendrin das Bild anhalten, fast als hätte ich einen Videorekorder und würde es mir angucken und sagen: Stopp, noch einmal die Szene zurück; was hat das zu bedeuten oder: das merke ich mir für später. Aber ich kann mich dem auch ganz einfach hingeben mit körperlichen Gefühlen.«[18]

Die Beschreibungen zeigen, dass die Steuerungsfähigkeit weitgehend erhalten bleibt. Teils kann der Umgang mit dem veränderten Erleben auch gelernt werden, so dass es nach einigen Sitzungen steuerbarer erscheint. Dies führt dann auch zu einem gezielteren Umgang mit den Möglichkeiten des veränderten Erlebens. Von einigen wird allerdings die verminderte Steuerbarkeit als Bereicherung angeführt, die eine Wahrnehmung zu unbekannten Aspekte seiner selbst ermöglicht.
Von besonderem Interesse erscheint der – an hypnotherapeutische Anwendungen erinnernde – gezielte Zugriff auf bestimmte Erinnerungen. Diese scheinen wie mit einem Videorekorder abspielbar, sind wie mit einem Zoom- oder Teleobjektiv heranholbar, können gezielt untersucht, erweitert und in neue Kontexte gestellt werden.

Inhaltliche Elemente des Therapieprozesses

Entängstigung, Öffnung, Vertrauensbildung

Entaktogene wie MDE und MDMA üben ihre Wirkung maßgeblich über eine entängstigende Wirkung auf die Psyche aus. Dies spiegelt sich in ihren neurobiologischen Wirkungen wider. So wurde unter MDMA eine signifikante Verringerung des Hirnstoffwechsels in der das »Furchtnetzwerk« des Gehirns (Bandelow 2001) maßgeblich unterhaltenden linken Amygdala gefunden (Gamma et al. 2000).
Für die entängstigende Wirkung finden sich folgende Beispiele in den Interviews:

» Bei MDMA bin ich einfach völlig ›verweichlicht‹ und das war für mich ganz wichtig. Es ist also so, als wenn alle Schranken fallen, als wenn alle Gefühle einfach zugelassen sind. ... eine aufgeweichte Situation, die mich geöffnet hat. Ich hatte keine Kontrolle mehr darüber, ob ich mich öffne oder nicht. Das war ja genau der Punkt, dass ich eigentlich zu stark kontrolliert bin oder war. Das fiel dann weg. Dann war ich irgendwie schon fast eher anhänglich, weich, offen und redselig; was ich so nicht kannte.« [19]

» Das war zunächst eine ganz körperliche Wahrnehmung ... da haben sich in mir richtig – auch körperlich spürbar – Barrieren gelöst. Und über diese ... schon fast vitale physische Wahrnehmung kam dann sekundär die Erlebnisebene dazu und auch die ... konkreten Erlebnisse von der Kindheit bis jetzt. Nach einer ersten leichten Verkrampfung wurde ich sehr arglos ... als würde ich mich in einen Strom legen, wohl wissend, dass ich da drin schwimme und nicht untergehe. [Ich] habe da ganz physisch so etwas wie Urvertrauen oder Vertrauen erfahren ... ein Gefühl, als würde ich über Wendeltreppen in eine Tiefe gehen, aber nicht so in finstere, unheimliche Keller, sondern in Unterschichten, völlig wertfrei. Eine Lösung von körperlichen Sperren zu erleben, die unglaublich faszinierend war, weil ich mir dann erst bewusst wurde, wie ... verkrampft ich sonst in meinem Alltag bin ...« [20]

» Unter LSD war es so, dass ich mir am Anfang eine Frage gestellt habe und diese ... ganz ehrgeizig bearbeitet habe. Dann stellten sich alle Gefühle ein, die damit zu tun hatten ... Einmal auf LSD habe ich Angst gespürt. Diese Angst wurde immer größer, gegen alles. Zum Schluss hatte ich Angst vor dem Wind, Angst vor der Luft, Angst vor allem. Fast war das ein schönes Gefühl, diese Angst zu durchleben, weil die so ins Detail ging. Irgendwann flog eine Fliege an mir vorbei und selbst vor der hatte ich Angst und zugleich merkte ich: Ich habe eigentlich keine richtige Angst und doch hab ich irgendwie Angst. Diese Angst ging bis ins mikroskopisch Kleine. Irgendwie gewöhnte ich mich an diese Angst und als ich mich gerade daran gewöhnt hatte, war sie weg. Dann hab ich sie plötzlich vermisst, weil ich gar nicht wusste, womit ich mich beschäftigen sollte außer mit der Angst. ... da hab ich mich dabei erwischt – so die Erkenntnis –, dass ich mich an der Angst festhalte, um dann auch nichts zu tun, ... und dann löste sie sich auf und seitdem hab ich auch dieses Gefühl nie wieder gehabt ...« [21]

» Einmal hatte ich so eine Nähe aufgebaut, dass ich mich so wohlfühlte neben dem Therapeuten und das Gefühl hatte, jetzt muss der unbedingt bei mir bleiben und ich plaudere jetzt mit dem und am liebsten lass ich den gar nicht mehr gehen, weil das gerade so gemütlich ist. So ein Gefühl hatte ich, so was freundlich, kuschelig Intimes. Doch ohne mit irgendwelchen Ambitionen weiterzugehen, mehr was Freundschaftliches. Das war für mich ein großer Schritt, so weit zu kommen, so was Menschlich-Freundschaftliches zu erleben.« [22]

» ... Die Zustandsveränderung nach Einnahme der Substanzen ... Es ist, als würde sich der Brustkorb öffnen, ganz tief einatmen und untertauchen, so dahingleiten mit einem enormen Gefühl des Glücks. Wenn man das ... einmal erlebt hat und es dann wieder eintritt, ist es einfach unbeschreiblich. Also, Öffnen und Wohlsein zugleich, körperliches Wohlbefinden, sich gut fühlen und sich unter seiner Decke verkriechen und wunderbar bei sich sein. Ja, auch lustvoll. Man ist sehr wach, sehr aktiv, aber ich habe mich immer so weich dabei gefühlt. Ganz entspannt war ich, sehr aufmerksam, aber entspannt.« [23]

» MDMA ist ... die Herzöffnung und Gefühlsöffnung. Da war für mich erstmal sehr große Angst, weil das ja genau meine Problematik war, meinen Gefühlen keinen freien Lauf zu lassen. Ich verkrampfte. Es war kalt. Ich hatte Angst, Angst, Angst. So wie das eigentlich in meinem Leben auch immer war, d. h. immer wenn ein Gefühl hochkommen wollte, bekam ich Angst. Ich habe also unter MDE/MDMA dieses Wehren, dieses Kämpfen genau gesehen oder gefühlt. Ich kann so weitermachen oder ich kann langsam versuchen, in kleinen Schritten mich darauf einzulassen und dieses Gefühl kommen zu lassen, zu spüren, sprich, meinen Körper zu spüren. Das hat sich im Laufe der Sitzungen dann auch verändert. Es kam immer mehr Gefühl und ich habe dann immer mehr Vertrauen zu mir selbst gekriegt. ... Mein Herz wurde immer weiter, ich hatte also die Möglichkeit, an all meine Gefühle ranzukommen, an Bilder ranzukommen, auch an Ängste ranzukommen, die zu sehen. Ich hatte auch Angst davor, dass Ängste sich auflösen, dass sie gar keine Ängste sind und ich mir eigene Panik selbst gemacht habe.« [24]

» Jetzt komme ich noch kurz auf das L. Das war für mich angenehmer, weil ich ein Stück kontrollierter sein konnte, sprich, ich war mehr im Kopf, ich war klarer, ich konnte mich besser strukturieren. Ich habe meine Gefühle auch gespürt, aber eben auf eine andere Art, d. h. ich konnte vom Kopf her besser damit umgehen ... Ich war unter LSD kreativer. Ich habe die Farben anders erlebt, ich habe die Musik anders erlebt, ich habe meinen Körper nicht mehr in dieser Steifigkeit erlebt ... Ich war gelöster unter L.
Für mich war wichtig, dass ich Kopf und Gefühl ... gut zusammenbringen [konnte].«[25]

» Das Zentrale, Verändernde an diesen Erfahrungen ... ist schwer auszudrücken. Es ist ja ganz vielschichtig. Da waren Erlebnisse dabei, die sich auf ganz vielen Ebenen abgespielt haben. ... Das Zentrale ist sicherlich ..., dass alles, was mir problematisch, unlösbar, verwehrt vorkam, auf eine ganz eigenartig geschlossene Art und Weise Sinn machte. Ohne Trennung zwischen Geist, Körper, Seele. Diese drei Ebenen kamen miteinander in Einklang und schienen plötzlich an einem Strang zu ziehen; was Ideen betrifft, was Erfahrung betrifft, auch was Der-Wahrheit-ins-Auge-sehen betrifft. ... Diese Einheit von bei mir doch immer getrennt agierenden Schichten war sehr bedeutsam ... Vorher wurden da immer Kompromisse gemacht. Was soll man denn auch sonst mit drei so zerstrittenen Geschwistern machen, die man irgendwie ein bisschen ruhig halten muss? Plötzlich waren die drei vereint und waren sich einig ... plötzlich das Gefühl, wir sind jetzt eine Macht; zusammen sind wir viel besser.«[26]

Es zeigt sich in den Beschreibungen, dass die grundsätzliche Balance von Angst und Vertrauen unter der Wirkung von Entaktogenen verschoben wird; zumeist zugunsten eines in tiefgehender Weise verspürten Vertrauens in sich selbst, seine eigenen Kräfte und das Wohlwollen und die »Güte« anderer. Die Entängstigung geht einher mit der Möglichkeit einer erweiterten Selbstexploration von Motiven, Hintergründen, Gefühlslagen und Zusammenhängen. Aufgrund des veränderten Bewusstseinsrahmens sind auch die gewohnten Bahnen, in denen sich Assoziationen bewegen, verändert und es kann zu einer »neuen Kontextualisierung« von Erlebtem kommen (ähnlich dem »Reframing« in der Hypnotherapie). Bemerkenswert ist die eigenständige und doch sinnvolle Logik dieser Neuverortung von Erfahrungen, Personen und Ereignissen. Da die kognitiven Fähigkeiten unter der Wirkung von Entaktogenen nur wenig beeinträchtigt sind (Passie et al. 2005a), können die gefühlsaktivierenden Aspekte der Erfahrung zwanglos mit den kognitiven Einsichten verbunden werden. Diese »Neuordnung« geht nicht selten sehr tief und bleibt aufgrund der Realitätsnähe nicht selten dauerhaft. Da persönliche Eigenarten und Erfahrungshintergründe anderer mit größerer Empathie und Akzeptanz erlebt werden, kann es auch zu dauerhaften Veränderungen von Beziehungen und Beziehungserfahrungen kommen.

Psychophysische Relaxation und verändertes Körpererleben

Mit großer Regelmäßigkeit berichten Personen unter der Wirkung von Entaktogenen von einer ausgepräten psychophysischen Entspannung. Der Körper wird als sehr angenehm und frei von Verspannungen erlebt. Viele spüren durch diese Entspannung ein tiefes Geborgenheitsgefühl (Adamson und Metzner 1988).

» Das war zunächst eine ganz körperliche Wahrnehmung ... da haben sich in mir richtig – auch körperlich spürbar – Barrieren gelöst. Und über diese ... schon fast vitale physische Wahrnehmung kam dann sekundär die Erlebnisebene dazu und auch die ... konkreten Erlebnisse von der Kindheit bis jetzt. Nach einer ersten leichten Verkrampfung wurde ich sehr arglos ... als würde ich mich in einen Strom legen, wohl wissend, dass ich da drin schwimme und nicht untergehe. [Ich] habe da ganz physisch so etwas wie Urvertrauen oder Vertrauen erfahren, ... ein Gefühl, als würde ich über Wendeltreppen in eine Tiefe gehen, aber nicht so in finstere, unheimliche Keller, sondern in Unterschichten, völlig wertfrei. Eine Lösung von körperlichen Sperren zu erleben, die unglaublich faszinierend war, weil ich mir dann erst bewusst wurde, wie ... verkrampft ich sonst in meinem Alltag bin ...« [27]

Ein ausgeprägtes Nähebedürfnis und die Verminderung innerer Barrieren vor körperlicher Annäherung und Körperkontakt können zu ganz neuen Erfahrungen im Kontakt mit anderen führen. Sonst oft bestimmende Gefühle von Scham und Gefährdung der persöhnlichen Integrität sind in diesen Zuständen weniger bestimmend.
Besonderer Erwähnung bedarf die Tatsache, dass es sich bei diesen oft sehr positiv erlebten Näheerfahrungen um »sexuell neutrale« Möglichkeiten von körperlicher Nähe handelt. Die Entaktogene stimulieren zwar ein Bedürfnis zum Nahesein mit anderen, erzeugen aber keine eigentliche sexuelle Stimulation (Zemishlany 2001, Buffum und Moser 1986). Dies deckt sich auch mit den umfangreichen Erfahrungen von Schweizer Therapeuten, die über nicht einen Fall von sexualisiertem Verhalten während psycholytischer Gruppensitzungen berichteten (Gasser 1996, Styk 1997). Eine plausible psychophysiologische Erklärung für diese »entsexualisierten« Möglichkeiten körperlicher und menschlicher Nähe bietet die Hypothese einer psychophysiologischen Äquivalenz von MDMA/MDE-induzierten und postorgasmischem Zustand (Passie et al. 2005b).
Für viele Patienten bieten sich hier enorme Möglichkeiten von körperlichen und menschlichen Näheerfahrungen, die frei von sexuellen Motiven sind und es ihnen ermöglichen, sich (wieder) für positive Erfahrungen von menschlicher und körperlicher Nähe zu öffnen und diese auch konkret zu erleben.

Dynamisierung intrapsychischer Prozesse

Eine Hauptwirkung von Entaktogenen ist die Aktivierung des Gefühlserlebens. Es macht den Eindruck, dass die Substanzwirkung dabei als Promotor der latenten Psychodynamik des Patienten wirkt. Typischerweise kommt es im therapeutischen Rahmen zur Konfrontation mit Ängsten, Mitgefühl und Liebe sowie unaufgearbeiteten und problematischen Beziehungen. Auch kann es zur Reaktivierung traumatischer Erfahrungen kommen. Dies erfolgt jedoch gewöhnlich auf eine Weise, die das aufkommende Material für den Betroffenen mit relativ innerer Ruhe und in geordneter Form erlebbar macht und so eine konstruktive Verarbeitung des Erlebten ermöglicht. Sehr differenziertes, emotionales und intellektuelles Klarwerden, Erinnern und Eruieren von aktuellen und vergangenen Sachverhalten und Beziehungen sind möglich. Typisch ist auch die Zusammenschau innerpsychischer Problemlagen und Zusammenhänge.

» Einmal hatte ich vor dem inneren Auge tatsächlich einen runden Tisch meiner inneren Instanzen: Da saßen die Vernunft, die Kreativität, die Lust und der Zorn und sie durften alle mal einen Kommentar abgeben. Ich hatte den Eindruck, mein Ich sitzt als Moderator da und sagt: ›So, wir haben jetzt ein Problem, wie können wir das lösen?‹ Jeder darf mal was einbringen. Zorn sagt: ›Alles kaputtschlagen‹, Lust sagt: ›Ach, machen wir einfach was anderes‹, Vernunft sagt: ›Oh, wenn das mal gut ausgeht‹. Alle durften allen zuhören und jeder durfte was sagen. Es kamen alle möglichen Ideen. Ich habe mir alles angehört und dann am Schluss entschieden, ich denke, wir machen das jetzt so‹.« [28]

Auch Altersregressionen, die ein sehr realistisches Wiedererleben von Geschehenem auf dem psychischen Organisationsniveau der entsprechenden Altersstufe ermöglichen, werden berichtet. Interessant sind auch die dabei gelegentlich auftretenden Alternativsimulationen von prägenden Situationen der Vergangenheit in einem inneren Erlebnisraum. Trotz der Ähnlichkeiten des Erlebnisflusses mit dem Träumen bzw. Tagträumen kommt es bei diesen außergewöhnlichen und intensiven Erlebnissen nicht zu einer traumartigen Fragmentierung oder Verfremdung des Erlebens. Zugespitzte Formen intrapsychischer Prozesse finden sich in erlebnisverdichteten szenisch-synoptischen Rekapitulationen von wesentlichen Strängen biografischer Erfahrungen. Mit den beschriebenen intrapsychischen Prozessen verbunden kommt es auch zum Erahnen, Spüren und Erkennen eigener Möglichkeiten und Ressourcen.

» Ein Beispiel für ein konkretes Erlebnis während der Sitzungen: Ich hatte mal eine Abtreibung und ich konnte mich unter MDE/MDMA sehr schön von dem Kind verabschieden. Ich habe das Bild noch einmal gesehen und konnte das loslassen. Ich hatte vordem immer so ein Schuldgefühl in mir, dass das nicht sein darf und dass ich das nicht hätte machen dürfen. Das war für mich unter MDE/MDMA sehr angenehm, weil ich an dieses Gefühl der Traurigkeit noch einmal rankam. ... und ich hatte dann das Bild auch klar im Kopf, dieses Kind, so wie ich mir das vorgestellt hatte. Und ich habe damit meinen Frieden gefunden, weil ich durch die Herzöffnung noch einmal behutsam an diese Schuld rankam.« [29]

Altersregressionen

Altersregressionen sind definiert als Rückbildungen der psychischen Struktur bzw. des psychischen Funktionierens auf das Niveau eines Kindes in dem Alter, auf das die Regression des Erlebens sich bezieht. Gelegentlich kommt es unter dem Einfluss eines altersregressiven Prozesses zum Durchleben verschiedener aufeinanderfolgender Phasen von zunächst meist fragmentarisch und undeutlich beginnenden Erinnerungen, die dann immer deutlichere Gestalt gewinnen und aufgrund der Intensität des Wiedererlebens in Altersregressionen transformiert werden.
Altersregressionen im Rahmen der psycholytischen Therapie wurden erstmals von Fernandez-Cerdeno (1964) untersucht. Im Unterschied zu Altersregressionen bei hypnotischen Verfahren (vgl. Scott 1993) kommen diese in psycholytischen Sitzungen eher spontan themengebunden vor und weisen eine große Erlebnisintensität auf. Zudem werden sie mit einer großen inneren Beteiligung erlebt und führen den Betroffenen auch in das typische Erleben der jeweiligen Altersstufe in nahezu realistischer Weise zurück. Dies kann von einem hypermnestischen Erleben innerer Szenarien begleitet sein. Diese intensiven Erlebnisse können zu starken Gefühlsevokationen mit affektiven Abreaktionen führen.

» Entscheidend waren die Erinnerungen, weil sie so erlebt wurden, als sei ich [wieder ein] Kind und hätte noch einmal eine zweite Chance. So als wenn ich noch einmal so und so alt sein könnte und dürfte alles noch einmal machen. Was würde ich denn anders machen? In diesem inneren Labor konnte ich das machen. Ich war mir ganz bewusst, dass das nicht der Realität entspricht, aber plötzlich habe ich entdeckt: Da sind Lösungsmöglichkeiten, dazu fällt mir was ein. Die waren symbolisch, aber eigentlich auch zukunftsweisend. So werde ich es dann draußen machen, wenn ich mal groß bin und groß bin ich, wenn die Sitzung zu Ende ist. Aber dies nicht wie ein fertiger Fahrplan, ... sondern ein instinktiv emotionales Wissen mit einem Optimismus und einer Freude, das zu machen, wie man sie nur hat, wenn man ein Kind ist.« [30]

» ... Die Schmerzerlebnisse, die hatten was Biografisches. Da wusste ich genau, wann dieser große Schmerz entstanden ist. Zum Beispiel hab ich immer gewusst, dass, als ich vier Jahre alt war, mein Vater für ein Jahr weggegangen ist. Er musste gehen ... und ich habe diesen Schmerz nochmals durchlebt mit vier und dann wusste ich, dieser Schmerz war so heftig aus der Perspektive eines vierjährigen Kindes. In diesem Moment habe ich verstanden, dass da bei mir Verlustschmerz stattgefunden hat und dass ich diesen Schmerz abgekapselt habe. Den habe ich nie gespürt und nie erkannt. Erst durch so eine Reise bin ich darauf gestoßen und konnte mir erklären, warum ich an der Stelle so hart geworden bin. Nämlich weil dieser Schmerz, also den ich durchgemacht habe, so heftig war. Es muss mich wirklich umgehauen oder bedroht oder zerstört haben, dass mein Vater gegangen ist. Ich weiß nicht, wie das abgelaufen ist, aber nachdem ich diesen Schmerz erlebt habe, hat sich dieses Problem aufgelöst. Ich fühle seitdem keine diffuse Wehmut mehr, auch keine Verlustangst oder irgendwas Trauriges mehr. Solche Erfahrungen habe ich öfter gemacht, dass ich einem Schmerz begegnet bin, der mir dann den Rest erklärt hat; warum ich so und so und so bin. Und durch die Begegnung mit diesem Schmerz habe ich dann die Sache aufgelöst. Dann war sie weg ...« [31]

Anscheinend sind biografische Erlebnisse von besonders großem subjektivem Gewicht oft Anlass zu Altersregressionen und stehen dann erlebnismäßig in deren Zentrum. Naranjo (1973) hat in seinen Erörterungen zur psycholytischen Therapie mit dem Entaktogen Methylendioxyamphetamin (MDA) Altersregressionen als typischen Bestandteil psycholytischer Therapieerfahrungen herausgestellt und Spezifika dieser Altersregressionen folgendermaßen benannt: [During age regression with MDA] »... the patient simultaneously regresses and retains awareness of the present self. The person more than conceptually remembers, as he may vividly recapture visual or other sensory impressions inaccessible to him in the normal state, and he usually reacts with feelings that are in proportion to the event. All the way from hypermnesia to repetition of a past experience in which not only the old feelings are again felt« (Naranjo 1973: 26). Im Unterschied zu Altersregressionen, wie sie typischerweise auch unter LSD vorkommen, findet sich unter der Wirkung von Entaktogenen keine LSD-typische Alteration des kognitiven Systems. Wie bereits erwähnt, kommt es unter der Wirkung von Entaktogenen eben nicht zu einer Regression des kognitiven Funktionierens, sondern zu einer erinnerungsgeleiteten Altersregression im Sinne eines differenzierten Wiedererlebens – mit erhaltener Ich-Struktur und Kognitution .

Mentale Alternativsimulationen

Im Rahmen regressiver Prozesse kann es zu kreativen und konstruktiven Prozessen kommen. Es können im Rahmen der therapeutischen Ich-Spaltung (d. h. ein Teil des Ichs regrediert, ein anderer Teil behält die Erwachsenenperspektive) vergangene Situationen nicht nur wiedererlebt, sondern auch unter Einbezug von kreativen Kräften des erwachsenen Anteils konkret umgestaltet werden.

Es scheint, dass man sich darüber Fixierungen auf überkommene Verhaltens-/Erlebensmuster gelöst werden, indem neue Möglichkeiten des Umgangs mit den wiedererinnerten und aktuellen Gefühlsreaktionen und Situationen erkannt werden können.

» Diese Mischung eben, dass man ganz instinktiv mal gespürt hat, es geht auch anders, man ist nicht gefangen in diesem kindlichen Problemlösungsverhalten, das man sich fast wie Rückenmarksreflexe angewöhnt hat und von dem man immer dachte, das geht eben nicht anders. Dass man plötzlich sieht: Na klar geht das anders. Mit einer absoluten inneren Gewissheit zu sagen: Ja, das geht anders, aber natürlich geht das anders. Das ist keine Spinnerei, ... nein, das war ein sehr praktisches, ein sehr erwachsenes Gefühl, eine von Machbarkeit geprägte Experimentierfreude. Mit diesem Baukasten bin ich dann immer rausgegangen und mir sind diese Veränderungen auch viel besser geglückt. Dies im wahrsten Sinne des Wortes. Das war auch sehr glückhaft. Bis dahin hatte ich alles, was ich meinte verändern zu wollen, immer wie ein braver Musterschüler gemacht. ... Aber dass das mit einer manchmal auch frechen, witzigen Kreativität zu tun haben kann, das wäre mir nicht in den Sinn gekommen.«[32]

» Da gab es eine Situation, wo es um die Beziehung zwischen meiner klammernden Mutter und mir ging und ich sagte: Die ist immer in meinem Kinderzimmer drin, die geht nie raus aus meinem Leben. Hier habe ich es als Kind erlebt, dass sie immer in meinem Kinderzimmer ist ... auf der Sitzung. Was auch immer ich mache, die ist immer dabei; und dann habe ich richtig laut in den Raum gerufen: Hau ab, raus hier, ja, raus hier! [Ich probierte] tausend Möglichkeiten, in einer fast kindlichen Experimentierlust: Auf welchen Ton reagiert die so, dass sie endlich hier rausgeht? Ich habe dann bewusst gespürt: Rein körperlich kriege ich es nicht hin. Ich fühlte mich schon klein, aber nicht hoffnungslos unterlegen, sondern entwickelte plötzlich Strategien, wie kriege ich die da raus. ... dann habe ich auch geschrien, habe geschimpft, mit dem Fuß aufgestampft ... und dann entwickelte ich plötzlich kreative Ideen. Was könnte man aus dieser scheinbar unlösbaren Situation eigentlich machen, damit man die mal endlich auflöst? Dies mit einer fast kindlichen Neugier und dann schlicht und einfach – auch das war eine wunderbare einfache Lösung – zu sagen: Na, dann gehe ich eben raus, ja. Und dann bin ich innerlich in diesem Bild rausgegangen; soll die doch im Kinderzimmer bleiben, viel Spaß noch!«[33]

Für die Entwicklung von veränderten Umgangsformen mit Erfahrungen und Situationen ist natürlich eine Klärung des in der Vergangenheit stattgehabten Geschehens bzw. Erlebens von großer Bedeutung. Hierbei kann das für psycholytische Prozesse typische Hineingehen in die Vergangenheit mit vorhanden bleibendem reflektierendem Ich-Rest und einer erweiterten Perspektive zu einer klärenden Neuordnung des Vergangenen beitragen.

» Ich hatte immer] die Vorstellung von einem stattgehabten Missbrauch. Das hat sich unter MDE/MDMA ganz gut aufgelöst. Wichtig war, dass ich dieses Gefühl zu meinem Vater wiedergefunden habe; diese Liebe noch einmal gespürt habe, die er mir damals gegeben hat. Am Anfang war das eher so ein Schwarz-Weiß-Bild. Das hat sich aber im Laufe der Zeit verändert, sodass ich zum Schluss unter MDE/MDMA sagen konnte: Ich kann dieses Gefühl zu ihm wahrnehmen. ... Ich habe ihn als Bild gesehen, habe ihn als Vater gesehen und dieses Gefühl dazu. Es war ein anderes Gefühl, ein tanzendes Gefühl. Es war einfach eine schöne Schwingung zwischen uns, als ich Kind war. Darüber habe ich gemerkt, dass dieser Missbrauch nie stattgefunden hat, dass es mein Kopf, dass ich es war, die sich das ausgedacht hat. Es war die Racheaktion eines kleinen trotzigen Kindes, was sehr enttäuscht darüber war, dass die Eltern sich getrennt haben. ... Dadurch habe ich auch diese Angst gespürt, die ich dann später, gegenüber anderen Menschen, anderen Männern hatte, dass die mich halt wieder enttäuschen könnten. Mir wurde deutlich, dass ich mich als junges Kind entschlossen habe: Ich lasse mich nicht mehr auf irgendwelche Menschen ein, die mir sagen, sie lieben mich. Ich wollte damit einfach nichts mehr zu tun haben. Das habe ich dann auch in Bildern gesehen: Dieses Kind, das sich gewehrt hat und gesagt hat: Nein, will ich nicht. Ich habe auch gemerkt, wie ich mir damit selbst Dinge kaputt mache ...«[34]

» Auf LSD habe ich dann gelernt, wie ich mit dem enttäuschten Kind umgehen kann, wie ich selbst für mich herausfinde, was tut mir gut, oder wie ich wieder Vertrauen zu mir finden kann, um dieses enttäuschte Kind wieder in den Arm zu nehmen und zu sagen: Jetzt gehen wir, jetzt werden wir ein Stück erwachsener und wir gehen diesen Weg gemeinsam.«[35]

» [Profitiert habe ich] am meisten durch die inneren Erlebnisse, durch die Bilder, die Art und Weise, wie ich mich mit meinen Fragen konfrontiert gesehen habe. ... Ja, ich kam mir manchmal vor wie jahrzehntelang in eine Sackgasse gerannt, ohne zu merken, dass es eine ist. Und plötzlich zu sehen, dass es unendlich viele Möglichkeiten gibt, innerhalb der Sackgasse etwas anderes zu entwickeln; wenn es denn eine ist bzw. dass es vielleicht gar keine ist. Und an welchem Punkt meines Lebens ich anhalten muss um zu sagen: Rechts, links, geradeaus oder wenn es in eine Sackgasse ging: Stopp, wir gehen zurück, und das symbolisch für mein zukünftiges Leben, die Erlebnisse wieder aufgebracht, die das eingeleitet haben, dass ich blind wurde.« [36]

Psycholytische Prozesse wie die oben beschriebenen lassen sich in wesentlichen Teilen den psychotherapeutisch relevanten Klärungsprozessen im Sinne von Grawe (1995) zuordnen (Schlichting 2000).

Problemaktualisierung und korrigierende Neuerfahrungen

Unter Problemaktualisierung versteht Grawe (1995), dass, was verändert werden soll – nach dem »Prinzip der realen Erfahrung« – in der Therapie bzw. den therapeutischen Bedingungen auch real erlebt werden kann. Neben der Aktualisierung des Problems spielen für Veränderungsprozesse auch korrigierende Neuerfahrungen eine wichtige Rolle. Dafür lassen sich folgende Beispiele anführen:

» Einmal habe ich ein Vertrauenserlebnis gehabt. Also ich hatte absolut kein Vertrauen während dieser Sitzung, dem Umfeld gegenüber, den Therapeuten gegenüber, den Leuten gegenüber, es war alles ganz furchtbar für mich. Ich habe dann durch Gespräche mit dem Therapeuten Vertrauen kennengelernt. Ich lernte, wie sich das anfühlt, der Situation zu vertrauen. Ich habe vorher nie anderen vertraut; oder doch: solange ich das alles im Griff hatte. Doch mich einfach einer Situation aussetzen und dem anderen vertrauen, dass der mir hilft und gut ist zu mir, das kannte ich nicht. Dieser Situation bin ich in den Sitzungen begegnet, dieser Seite an mir, meinem Misstrauen und dann der Erfahrung, wirklich Vertrauen zu erleben. Seit dieser Sitzung kann ich vertrauen, nicht ständig, nicht immer, aber durch die Vertrauenserfahrung ist Vertrauen entstanden in mir. Und das ist auch nie wieder weggegangen ...« [37]

» In meiner Gefühlswelt war es so, dass ich genau diese Punkte bzw. Situationen, die mich verletzt haben in meinem Leben, auf den Reisen noch einmal durchgemacht habe. Ich habe es dann oft anders erfahren als ich es noch in Erinnerung hatte, wie es gewesen bzw. wie es in meiner Gefühlswelt war. Zum Beispiel die Trennung meiner Eltern. Da hatte ich das Gefühl, mein Vater hat mich nie geliebt, da er uns verlassen hat. Auf einer Reise habe ich dann noch einmal erlebt, wie meine Eltern sich getrennt haben, vor allem, dass sie sich nicht wegen mir getrennt haben. Damit ist mein Schuldgefühl weggegangen. Vorher hatte ich immer das Gefühl, ich bin schuld, dass die sich trennen. Auf dieser Reise eben habe ich gesehen, dass es halt viele Auseinandersetzungen waren, aber dass ich nichts damit zu tun hatte, sogar, dass nichts an der Liebe mir gegenüber abgenommen hatte. Vorher hatte ich immer das Gefühl, man liebt mich deswegen jetzt nicht mehr.« [38]

» Es gab eine Begegnung mit einem Mann auf einer Sitzung, wo ich den Mut gefunden habe, mich dem männlichen Part zu nähern. Erstmal war natürlich diese Angst da: Soll ich mich darauf einlassen oder soll ich nicht? Letztlich war es dann eine wunderschöne Erfahrung. Ich konnte mich auf diesen männlichen Teilnehmer einlassen. Ich habe das erste Mal diese Angst vor Nähe verloren, was ja immer mein Thema war. ... Ich habe meinem Gefühl vertraut und konnte mich einlassen und es wurde auch angenommen.

Das war für mich das Wichtige, das bedeutete nämlich, ich konnte meinem Gefühl vertrauen. Für mich war ganz wichtig, dass ich diese männliche Seite auch ganz anders kennengelernt habe. Vorher war ich ja immer sehr misstrauisch und die Männer standen im schlechten Bild. Und dann hatte ich plötzlich eine ganz andersartige Begegnung ...«[39]

Die Zitate demonstrieren, wie neurotisch eingeengte Erlebens- und Verhaltensmuster, die das Leiden des Patienten zu wesentlichen Teilen ausmachen, einer Neuinterpretation und Bearbeitung zugänglich werden. Hierbei ist sowohl das konkrete Erleben der einengenden Muster als auch deren Veränderung durch neue Erfahrungen (mit anderem Inhalt und Ausgang) entscheidend. Für erfolgreiche Veränderung kommt es nach Grawe darauf an, »... dass der Patient tatsächlich erlebt, worum es geht ...« (Grawe 1995: 137). Dieses »tatsächliche Erleben« kann in einem Zustand von Entängstigung und vermehrter Offenheit gegenüber Neuerfahrungen in großer Verdichtung erfahren werden. Dadurch kann sich eine durchgreifende Wirkung im Bezug auf Vertrauensbildung und zwischenmenschliche Beziehungen entfalten.

Transpersonale Erfahrungen

Schon aus frühen klinischen Erfahrungen mit Halluzinogenen ist bekannt, dass viele Menschen unter deren Wirkung mystische Erfahrungen haben und in ungewöhnlicher Weise Einblick in archetypische Zusammenhänge bzw. Menschheitsprobleme gewinnen können (Grof 1978, Masters und Houston 1966). Mystische Erfahrungen können starke triggernde Wirkungen auf psychotherapeutische Entwicklungen und deutliche Effekte auf Lebensorientierungen und Wertewelt haben (empirisch belegt durch die Studien von Griffith et al. 2005 und McGothlin et al. 1967).

Derartige Erfahrungen sind in Sitzungen mit psycholytischen Dosierungen (aufgrund der im Vergleich zum psychedelischen Vorgehen eher niedrigen Dosierungen) nicht besonders häufig, kommen aber regelmäßig vor. Da sie im Rahmen nahezu aller psychotherapeutischen Verfahren unbekannt sind, stellen sie ein Spezifikum der psycholytischen Therapie dar.

» Die ersten Reisen hatten eher immer was Negatives; nein, im Nachhinein was super Positives, aber in dem Moment negativ, weil ich irgendeiner Seite an mir bzw. einer Situation begegnet bin, die schmerzhaft, belastend oder traurig war. Später hatte ich den Eindruck, als wenn Wissen in mir aufstieg, und das war sehr beglückend. Ich hatte das sichere Gefühl, viel von den Zusammenhängen der Welt verstanden zu haben.

Plötzlich habe ich gewusst, was wirklich Liebe ist ... als wenn ich ein schlaues Buch gelesen hätte, aber ich habe es dann auch gefühlt. Ja, das sind Zusammenhänge, die ich dann verstanden habe. Das Universum, das Leben, Sterben, Krieg, Freiheit, so große Begriffe, die ich plötzlich verstanden habe oder fühlen konnte. Das Tolle war, dass ich wußte, was es ist, was Liebe ist oder Freiheit ist. Aber ich konnte es nicht formulieren, und das war genau das großartige Erlebnis. Es war nicht in Worte zu fassen und trotzdem ganz klar da, fühlbar und sichtbar. Das waren tolle Erlebnisse. Dies ist erst in den letzten Sitzungen passiert, als ... meine Belange nicht mehr so im Vordergrund waren, also erst nach der Entrümpelung.«[40]

» In der ersten Sitzung, in der ich diese körperliche Lösung und Erlösung erlebt habe, habe ich auch eine Liebe zu mir selbst gespürt, wie ich sie in dieser Art und Weise nie erfahren hatte. Das kann man sicher auch als eine Art spirituelle Erfahrung sehen. Das war ganz herznah und ganz gefühlsnah und mit körperlich spürbarer Gewissheit; dass ich von irgendeiner Form von Liebe getragen bin, die in mir ist, und die durch mich durchfließt, wenn ich mich öffne .... Aber die Liebe ist eben auch in mir, sodass die Frage, haben mich meine Eltern auch so richtig schön lieb gehabt, wie ich das immer haben wollte, und was haben sie denn alles falsch gemacht, wurde plötzlich unglaublich langweilig. Also dieses Sündenregister, das ich bis dahin akribisch wie ein Finanzbeamter durchforstet hatte, war nicht mehr spannend ...«[41]

» Ich hatte auf MDE/MDMA Gefühle, dass ich mich auflöse, in nichts oder in andere Leben, oder dass ich einfach irgendwo war, dass ich einfach in so einer Farbenwelt war. Es war wunderbar und es war schön und ich war einfach nichts. Das war eine wunderbare Erfahrung, ein sehr schönes Gefühl, einfach mal nichts zu sein ...«[42]

» Diese Sitzungen bewirken Dinge, ... die tief in einem schlummern, die sonst verdeckt sind. ... Es kommt an meine Grundsubstanz ran. ... Das Schöne war bei einer dieser Sitzungen, dass ich mich hinterher total wohlgefühlt habe. Das wirkt bis heute nach. Diese Erfahrung gemacht zu haben, hat weder mit Prestige noch mit Geld noch mit sonstwas zu tun. Das ist – für mich jedenfalls – der Sinn des Lebens: Zu sein, einfach nur zu sein.«[43]

» Die erste Reise war nur herrlich und ich glaube, ich habe hunderttausend Mal dem Therapeuten Danke schön gesagt, weil dieses Erlebnis von einem solch unschätzbaren Wert war. Was ich da für mich empfunden habe, wie ich mich empfunden habe, so nah bei sich zu sein, sich so öffnen zu können, über sich selber reden zu können.«[44]

» Hinterher kam die zweite Reise und die habe ich auch, »die Ernüchterung« genannt, weil sie ziemlich das Gegenteil davon war. Es wirkte so, als hätte mir die erste Sitzung eine Basis gegeben, die mich gefestigt hat. Ich fühlte mich wohl bei mir ... dafür war die zweite Reise genau das Gegenteil. Sie wurde sehr kritisch. Da habe ich den Verlust meines Kindes gesehen, und ich habe den als Verlust eines Teils meiner Person empfunden. Ich habe auch versucht da reinzugucken, warum das so geschehen ist und wo dieses Kind nun ist. Das hieß auch Abschied nehmen. Das war sehr hart.« [45]

» Doch bei allen Reisen, auch wenn da harte Momente waren, überwog eigentlich immer das Glücksgefühl und es gab immer nach einer Weile ganz lange Momente der Entspannung, des Glücksgefühls, der Seligkeit, der Freude, der Anteilnahme an allem, was um mich herum war.« [46]

Für LSD wurde schon früh das Auftreten von »Peak-Experiences« (Maslow) oder »integralen Erfahrungen« (Masters und Houston 1966) beschrieben. Die Person erlebt dabei eine Art subjektiven »Aufstieg« in eine neue Wahrnehmungsebene, eine intensive Erfahrung von oft überwältigendem Charakter. Die emotionale Ladung dieser Erlebnisse ist hoch, auch wenn sich das Erleben meist in einem Zustand äußerlicher Ruhe vollzieht. Der Betreffende nimmt mit intensiv wahr, sich auf der tiefsten Ebene menschlichen Erlebens zu bewegen; verstanden als Essenz, existenzieller Urgrund oder Gott. Dabei erscheint das Ich als Illusion, verliert seine Begrenzungen, und scheint sich in einem Größeren, Umfassenderen aufzulösen. Sherwood et al. (1963) haben als Erste die persönlichkeitswandelnden Wirkungen solcher »psychedelic experiences« beschrieben. Pahnke und Richards (1966) haben sich mit der Phänomenologie mystischer Erfahrungen und ihren Implikationen systematisch auseinandergesetzt. Sie betonen die Identität dieser Erlebnisse mit denen von religiösen Mystikern und heben eine persönlichkeitswandelnde Wirkung hervor.
Für das hier bearbeitete Material ist zu betonen, dass es sich in der großen Überzahl der beschriebenen Erfahrungen um solche unter der Wirkung von Entaktogenen handelt. Auch unter deren Wirkung kommt es zu sogenannten Peak-Experiences, die jedoch ein anderes Gepräge haben. Wie die Beschreibungen zeigen, scheint bei diesen eher eine Affirmation der individuellen Aspekte des Selbst im Zentrum zu stehen, während bei LSD eher die Ich-Auflösung und eine Begegnung mit einem umfassenderen Transzendenten typisch ist. Die Ich-Auflösung unter Entaktogenen wäre dagegen eher als Auflösung einer durch Vorerfahrungen bedingten Einengung des Ich-Erlebens zu beschreiben. Diese zeichnet sich durch eine von (Selbst-)Akzeptanz getragene Offenheit der subjektiven Erfahrungswelt aus. Die »weltlichen« Dinge und Zusammenhänge verschwinden hier

keineswegs angesichts eines übergeordneten Transzendenten, sondern ihre Wahrnehmung ist lediglich durch Entängstigung und innere Ruhe so verändert, dass sich der Endruck einer basalen Intaktheit und Geordnetheit des (eigenen) Lebens ergibt. Man scheint nichts mehr zu benötigen zum Glück, denn alles ist vorhanden in der Hingabe an eine tiefen Ruhe. Alles scheint eine Erklärung zu haben.

Naranjo (1973), der sowohl mit Halluzinogenen als auch mit Entaktogenen Erfahrungen in der Psychotherapie gesammelt hat, kennzeichnet die Peak-Experiences unter Halluzinogenen mit dem Begriff der »Depersonalisierung« und diejenigen unter Entaktogenen als »Personalisierung«. Kennzeichnende Elemente der in den obigen Beschreibungen geschilderten transpersonalen Erfahrungsqualitäten sind:

- eine vollständig entspannte Öffnung gegenüber dem inneren Erleben
- ein Geöffnetsein für Selbstliebe
- ein Sich-annehmen-können mit basaler Selbstakzeptanz
- das Empfinden einer emotionalen Gelöstheit, derart, dass alles als Ordnung und sicher erfahren wird
- eine positiv erlebte Annäherung an einen inneren Kern
- ein Erkennen und Spüren, »was Liebe ist«
- eine Besinnung auf nicht-materielle Aspekte von Sein und Glück.

Integration in den Alltag und therapeutische Veränderungen

Integration in den Alltag

Anders als bei nicht psychotherapeutisch supervidierten Sitzungen mit Entaktogenen oder Halluzinogenen kann in der psycholytischen Psychotherapie aktiv an der Integration des Erlebten in den Alltag gearbeitet werden. Integrationsarbeit kann aus zwei Gründen notwendig sein:

- Durch den veränderten Bewusstseinsrahmen kommt es zu einer Intensivierung des Erlebens, dem Aufkommen von unbewusstem Material, der Entstehung neuartiger Einsichten sowie zu einer Auflockerung der Ich-Struktur. Die Fremdartigkeit einiger Erfahrungen im veränderten Bewusstsein wie auch eine etwaige Vermehrung der Permeabilität gegenüber Einflüssen des Unbewussten machen die Integration des Erlebten zur therapeutischen Aufgabe

- Die in den psycholytischen Sitzungen gewonnenen Einsichten können nur schwer verdrängt werden, da sie im Rahmen eigenseelischer Abläufe – mit nur geringer Beteiligung der Therapeuten – gewonnen wurden. Sie könnten in manchen Fällen gewohnte narzisstische Balancen destabilisieren.

Auch wenn eine psychische Labilisierung gelegentlich problematisch sein kann, so ist sie auch für Veränderungsprozesse zuträglich, da sie durchlässiger für neue Erfahrungen und Einflüsse macht. Zudem kann sie eine Flexibilisierung von Verhaltensmustern bedingen. Aber auch bei Auflockerung und Labilisierung müssen die psycholytischen Erfahrungen nicht zu einer Überforderung führen, da sie autoregulativen Mechanismen unterliegen, die nur so viel Material zulassen wie auch verarbeitet werden kann (Leuner 1981, Grof 1983).

» Eigentlich hatte ich nie das Gefühl, durch eine Erfahrung überfordert zu sein oder sie nicht integrieren zu können. Also man kann da nur so viel erleben wie man ertragen kann, verarbeiten kann, annehmen kann. Einmal hatte ich eine ganz heftige Sitzung und am Sonntagabend wurde ich immer depressiver und habe praktisch die Nacht nicht ge-schlafen. Ich habe nur geheult und geschrieben. Ich konnte am Montag nicht zur Arbeit gehen und habe weiter geheult und geschrieben. Am Dienstag war es vorbei und ich konnte wieder völlig normal weitermachen. Also da habe ich, weil es erst die zweite Reise war, Angst gehabt, dass es doch entgleitet, dass ich da was mitgemacht habe, was ich nicht mehr unter Kontrolle habe. Doch es hat sich gezeigt, dass das Gegenteil richtig war, also ich konnte unheimlich viel schreiben, sehr viel darüber schreiben wie wenig geliebt ich wurde, wie sehr ich im Stich gelassen wurde. Ich konnte auch meinem Vater und meiner Mutter die Schuld dafür geben. Irgendwann war es dann gut und vorbei. Dann ging ich ganz normal zur Arbeit und war überhaupt nicht überfordert. Das hat mir natürlich Vertrauen gegeben für die nächsten Reisen. Da wusste ich immer: Ich brauche keine Angst zu haben ...«[47]

Nicht selten wird eine Aufgewühltheit unmittelbar nach den psycholytischen Sitzungen bzw. an den Tagen danach beschrieben. Auch wenn eine solche nicht vorliegt, kommt es zu einer weiterführenden »inneren Fermentierung« des Erlebten. Hierbei spielen wahrscheinlich sowohl bewusste als auch unbewusste Verarbeitungsprozesse eine Rolle (Grof 1983). Nach einigen Tagen sind oft schon wesentliche Teile der Integration gelaufen und die neu gewonnenen Einsichten und Erfahrungen können in den Alltag integriert werden. Auch bietet der Alltag Anlässe, die in den psycholytischen Sitzungen gewonnenen Einsichten und Erfahrungen zu reflektieren oder zu vervollständigen.

» Das ich spontan weinen musste und nicht wusste warum... Da war irgendwie eine Trauer, die ich erst viel später verstanden hab. Die Zusammenhänge ergaben sich ... immer ein paar Tage oder Monate später. ... Gegen Ende der Sitzungen hatte ich immer so Gefühlsausbrüche, da war ich aufgewühlt vom ganzen Prozess, von dem was ich da gesehen habe. Am Ende, kurz bevor oder während die Wirkung nachließ ... bin ich schon sehr aufgewühlt und weinerlich gewesen und hatte so sentimentale Anfälle.«[48]

» ... Auf jeder Sitzung, die ich gemacht habe, waren im Nachhinein Dinge dabei, von denen ich zehren konnte ... die ich allerdings auf der Reise noch nicht kapiert habe. Manchmal kamen nur Bilder oder ein Gefühl, ohne dass ich erstmal was damit anfangen konnte. Doch wenn die Sitzungen fertig waren, ein, zwei, drei Tage später, dann konnte ich die Bausteine zusammensetzen. Im Nachhinein kann ich sagen, dass jede Reise, die ich gemacht habe, ein Baustein war. Nach ein paar Sitzungen konnte ich diese Bausteine zusammensetzen und es ergab für mich absoluten Sinn. Es gab auch konkrete Dinge, die ich dadurch ändern konnte ...«[49]

» Das Wunderbare ist, dass man hinterher (obwohl diese Erfahrung eine Dimension hat, die man aus dem Alltag nicht kennt), wenn die Reise vorbei ist, wieder zu einem normalen guten Umgang findet. Es wird nicht exaltiert und hysterisch, sondern man findet ganz normal zum normalen Umgang. Der Therapeut bleibt der Therapeut und man denkt jetzt nicht: Ah, mein bester Freund, mein Vater oder so. ... Da war wieder der Therapeut der Therapeut, aber der Kontakt, diese Tiefe und dieses Von-sich-sprechen-können und Sich-einfach-angenommen-fühlen, das war einmalig.«[50]

Ausgehend von solchen Erfahrungsdimensionen werden von vielen Patienten die zwischen den psycholytischen Sitzungen liegenden (tiefenpsychologischen) Psychotherapie-Einzelsitzungen als sehr hilfreich für die Integrationsarbeit beschrieben.

» Die Verarbeitung dieser Erlebnisse und die Integration in den Alltag gelangen unter anderem durch die Einzelstunden. In denen habe ich das Ganze immer zusammengefasst. Nach den ersten Reisen habe ich richtig täglich eine halbe Stunde meditiert, um das alles zu verarbeiten, ... was ich da erlebt habe, noch mal rekapituliert, ganz diszipliniert, jeden Tag. Ich wollte das, was ich da gesehen und erlebt hab, auch wirklich verwerten und integrieren. Später brauchte ich das nicht mehr. Seitdem habe ich das Gefühl, das passiert täglich mit jeder Erfahrung, die ich mache, mit jeder Begegnung, die ich habe, mit bestimmten Gefühlen, die ich durchlebe, reflektiere ich immer das, was ich auf der Reise erlebt habe. Da erkenne ich auch plötzlich was wieder oder entdecke etwas, ... und das ist ein ganz tolles Gefühl ... Ich hab mich verändert und damit natürlich auch mein Umfeld. Ich hab sicherlich auch einige Menschen verwirrt, weil ich mich verändert habe ... Auf jeden Fall sind alle Beziehungen, alle Begegnungen positiver, reiner und klarer ...«[51]

Wichtig scheint auch zu sein, dass die Patienten in den Tagen nach den psycholytischen Sitzungen einige Zeit für sich verwenden, um die Erfahrungen nachklingen zu lassen, sie zu verarbeiten und in den Alltag umzusetzen.

» Um diese Erfahrungen zu verarbeiten und in den Alltag integrieren zu können, brauchte ich hinterher viel Ruhe für mich, kaum Ablenkung. Darauf habe ich sehr geachtet. Damit sich das richtig noch mal festsetzt. ... Nach einer Sitzung war ich mal völlig aufgelöst, habe Heulanfälle bekommen, konnte nicht schlafen, musste mich auch direkt noch mal an den Therapeuten wenden hinterher. Da wurden mir Schuldgefühle klar, mit denen ich nicht klar kam. ... Ich konnte dann mit dem darüber sprechen und habe diese Heulanfälle dann einfach zugelassen ... Die gehörten eben mit zur Verarbeitung. Außerdem habe ich alles auch noch niedergeschrieben. Das ist auch eine Form der Verarbeitung. Ich hatte einmal in der Woche eine Therapiestunde und die Erkenntnisse, die ich auf den Sitzungen gewonnen hatte, auch die Bilder, die Gefühlsausbrüche, die brachte ich dann auch dort zur Sprache ...«[52]

Viele Patienten benötigen nach den psycholytischen Sitzungen einige Zeit, in der sie für sich sind, um das Erlebte zu verarbeiten. Die schriftliche Protokollierung des Erlebten kann zur Vertiefung und Integration erfahrungsgemäß sehr hilfreich sein. Interessant sind auch systemische Prozesse, wie sie durch Veränderungen der Perspektive und die vermehrte Selbstakzeptanz zustande kommen. Diese können, wie das Beispiel oben zeigt, eine Eigendynamik entwickeln, die mittels Feedback-Prozessen über das zwischenmenschliche Umfeld Veränderungsprozesse erheblich beschleunigen kann.

» Meine Kriterien zu relativieren geht bei mir viel über den Kopf. ... Dass ich einen neuen Freund kennengelernt habe, dass ich einfach akzeptiert habe, wenn er mir sagte, das und das und das finde ich toll an dir. Dass ich mir dann gesagt habe: Ja, es ist so. Er findet das toll und stell das jetzt nicht mehr in Frage ... In dem Moment, wo mir ein Kompliment gemacht wurde, mir zu sagen: Ja, das nimmst du jetzt an, es ist so. Fang jetzt nicht an zu sagen: ach nein, ach komm, es ist ja doch nicht so ... In solchen Momenten zu sagen: Nein, du hältst jetzt den Mund, du relativierst das nicht, sondern du sagst toll, danke, schön, finde ich gut. Auch auf der Arbeit war es sehr wichtig, dass ich den Kolleginnen ganz klar und ganz freundlich zeigen und sagen konnte: Wie du arbeitest, ist für mich eine Hilfe, du hast mir da richtig was beigebracht, wie du das und das und das machst oder regelst, das war für mich lehrreich. Und die Beziehungen wurden ganz toll ... Und, also das war einfach eine ehrlichere, liebevolle Selbsteinschätzung, die ich mit mir gelernt habe und die mir geholfen hat, meinen Platz zu finden, mich einfach wohlzufühlen wo ich bin.« [53]

Therapieresultate aus Patientensicht

Da im Rahmen der dieser Darstellung zugrunde liegenden psychologischen Diplomarbeit keine objektivierenden Befunde zu Therapieresultaten erhoben wurden, sollen hierfür einige relevante Passagen der Interviews aufgegriffen werden. Diese können aber lediglich Veränderungsprozesse und -resultate beschreiben, wie sie sich aus der Patientenperspektive darstellen.

» Durch die psycholytischen Sitzungen habe ich erst den Mut gefasst, mein Leben neu zu gestalten. ... Der größte Schritt war, dass ich mich von meinem Mann getrennt habe und es gewagt habe, einen neuen Weg zu beschreiten. Dieser sieht so aus, dass ich mich mehr um mich selber kümmere und mich für mich verantwortlich fühle. Vorher war es so, dass ich mich zu sehr für andere verantwortlich fühlte, fixiert auf andere war. Die Sitzungen haben mir sehr deutlich gezeigt, dass ich dadurch überhaupt nicht mehr bei mir sein konnte und verlernt hatte zu spüren, wer ich bin ... habe ich die Erkenntnis der Notwendigkeit und die Kraft finden können, zu realisieren, dass, wenn es mir wieder besser gehen soll, ich handeln muss. Und das habe ich dann auch geschafft. Ich brauche zwar immer noch Unterstützung, aber diese Wochenenden waren eigentlich der Schlüssel dazu ... mit einer unheimlichen Nachhaltigkeit. ... Wenn ich mir meine Berichte noch mal durchlese, dann bin ich erstaunt, wie sich der Faden durchzieht. Es ist ein richtiger roter Faden.«[54]

» Durch diese Sitzungen hat sich für mich verändert, dass die Wahrnehmung intensiver und die Beziehungen zu Menschen klarer geworden sind ... ich habe im Grunde genommen ein deutlich tieferes und besseres Verhältnis zu Menschen. Ich kann sie stärker fühlen und mitbekommen und auf sie eingehen. Ich bin viel empathischer geworden. Was natürlich zur Folge hatte, dass einige Beziehungen weggebrochen sind, die dann so nicht mehr funktionierten. Manche Menschen, die mich dann verändert erlebt haben, kamen damit nicht klar.«[55]

» ... Danach habe ich viele Dinge gemacht, einfach gemacht. Ich spürte ein kaum beschreibbares Vertrauen in die eigene innere Stärke und Fähigkeit. Was immer auch an Folgen, Konflikten, Problemen entsteht, lösen zu können. Ein absolutes Vertrauen, das ich vorher nicht kannte, denn es waren eben immer noch vorsichtig abgecheckte Versuche, die immer noch eine gewisse Absicherung gesucht haben. Ich entwickelte einen viel direkteren Bezug zu den tiefsten Gefühlen. Ich glaube, ich habe von da an erst gespürt, was Liebe ist. Eine Ausnahme sind vielleicht meine Kinder. Da habe ich innigste Liebe schon mal gespürt und das hat mich damals auch in die Therapie getrieben, weil ich da dieses Gefühl mal gespürt habe und gemerkt habe, dass ich das sonst gar nicht habe im Leben. Begeisterung und Mut, auch im Beruf, Dinge zu entwickeln und sie nicht nur in meinem Hinterstübchen im Kopf zu haben, sondern sie auch zu leben ... das, was in meinem beruflichen Umfeld, was mit meinen Freunden passiert ist. ... Es gab natürlich auch schmerzliche Veränderungen, Risse, Brüche, aber ich war plötzlich sehr, sehr viel angstfreier und sehr viel mutiger.«[56]

» Ich habe einen anderen Zugang zu meiner Innenwelt, zu meinem Gefühlsleben. Ich bin mehr bei mir. Ich kann mich mehr mit mir auseinandersetzen. Ich habe keine Angst mehr vor meinen Gefühlen. Ich war nach den Sitzungen bereit, eine neue Partnerschaft einzugehen, mich vollkommen darauf einzulassen. Das habe ich eigentlich alles dieser Therapie zu verdanken, dass ich diese Angst verloren habe, die Angst vor mir selbst und die Angst vor meinen Gefühlen.«[57]

» ... Ich habe durch die Sitzungen ein anderes Selbstvertrauen gekriegt. Ich habe mehr an mich geglaubt und dadurch eine andere Stärke entwickelt und konnte auch meine Ziele besser verfolgen, konnte meine Wünsche formulieren, was ich vorher nicht konnte. Ich konnte dann anfangen, die Wünsche auszusprechen und umzusetzen, mir Ziele stecken und diese Ziele bearbeiten. ... Ich bin mit einer anderen Kraft aus diesen Sitzungen raus und habe gespürt, dass ich mir vertrauen kann. Somit bin ich dann raus ins Leben und habe angefangen, Schritt für Schritt meine Sachen zu ändern. Dieses neuartige Grundgefühl, diese Liebe zu mir, das ist das Starke, was rausgekommen ist auf den Reisen. Nach den Reisen bin ich in die Einzelsitzungen und konnte nach den Reisen das immer mit dem Therapeuten durchsprechen. Da habe ich auch noch mal viel für mich rausgenommen ...« [58]

» ... die Erlebnisse, die ich da gemacht habe, wie ich mich gesehen habe, kennengelernt habe, die begleiten mich. Meine harten Seiten, aber auch meine liebevollen Seiten sind mir viel präsenter geworden. Ich sehe das auch in meiner Arbeit, dass ich viel einfacher, natürlicher, umgänglicher bin als vorher, weniger kontrolliert. Ich muss weniger beweisen. Ich bin einfach da und weiß, ich habe zwar Aufgaben zu erledigen, aber das mache ich halt. Die Art des Umgangs mit Menschen erscheint mir mindestens so wichtig wie das Ergebnis der jeweiligen Aufgaben. Der Umgang mit Menschen hat sehr von den Erfahrungen mit den Medikamenten profitiert.« [59]

Was durchgängig aus diesen Beschreibungen spricht, ist, dass es einen großen Zuwachs an Selbsterkenntnis im Sinne des Erlebens und Verstehens eigener Beschränkungen und Möglichkeiten sowie eine Vermehrung von Selbstakzeptanz gegeben hat. Daneben stehen Erweiterungen des Erlebens von Vertrauen und Gefühlen im Allgemeinen sowie veränderte Erfahrungen im mitmenschlichen Raum im Vordergrund. Im Bezug auf die Kategorien von Grawe (1995) scheint sich hier der Wirkfaktor »veränderte Bedeutungen«, in denen der Patient sich selbst und seine Umwelt erfährt, in großer Deutlichkeit zu zeigen. Zudem kommt es im Gefolge von Prozessen, die am ehesten der Klärungsperspektive nach Grawe (1995) zuzuordnen wären, zu einer »Mobilisierung individueller Ressourcen«.

Vergleich zur konventionellen Psychotherapie

Man kann sich unschwer vorstellen, dass die intensiven und neuartigen Erfahrungen, wie sie bei psycholytischen Sitzungen auftreten, einen Unterschied zu konventioneller Psychotherapie ausmachen. Doch spielt hierbei auch die intensivierte Übertragung und Entängstigung, insbesondere im Sinne eines Zuwachses an Vertrauen und der Verminderung von Schamgefühlen, eine besondere Rolle.

» Im Unterschied zur konventionellen Therapie werden Grenzen gesprengt. Es gibt einen ganz tiefen, ganz aufgeschlossenen Zugang zu sich selbst. Wahrhaftigkeit und ganz intensives Erleben von Gefühlen und Emotionen, in einer Intensität, die man sonst kaum zulässt. Ja, sich einfach so geben wie man ist, alle Fassaden und Ängste sein lassen können und ganz authentisch wahrhaftig, liebevoll kritisch mit sich umgehen können. ... Gefühle ... potenziert zu erleben, bis hin zu ... was es heißt, einfach Liebe zu empfinden in sich selbst, für alles, nicht für einen Menschen oder ein paar. ... Das gibt es nur in solchen Sitzungen. ... Eine Therapiesitzung dauert sonst nur eine Stunde; während man da im Kontakt ist mit allen Menschen. ... Wenn man ohnehin Probleme hat sich aufzuschließen ... diese Einschränkung, die gibt es bei den Reisen nicht mehr. Deshalb sagte ich ... man hat keine Mauer mehr um sich herum. Es ist aber nicht so, dass man sie abbaut, sondern sie ist einfach nicht da ...« [60]

» Die Beziehung zum Therapeuten war auf den Sitzungen eine ganz wichtige Erfahrung, weil ich ihm anders begegnet bin als in der normalen Therapiestunde. Das war für mich wichtig, weil ich mehr Vertrauen hatte. ... Ich konnte mich mehr auf ihn einlassen, habe ein Stück Angst verloren und konnte mich mehr mit meiner Problematik auseinandersetzen. Er hat mir dabei geholfen, sprich, er hat mit mir diskutiert. ... Ich hatte das Gefühl, ich komme mit ihm anders ins Gespräch als in der normalen Therapiestunde, auf einer ganz tiefen Ebene.« [61]

» ... Was in den normalen Stunden passierte, ist das, was einen gesellschaftsfähig macht und vielleicht an der Oberfläche hier und da versucht, Pflaster zu setzen und vielleicht sogar hilft. Doch im Kern erreicht wurde ich erst durch diese andere Therapieform, wirklich erreicht und wirklich verändert. Nicht in dem Sinne verändert, dass ich ein anderer Mensch wurde, sondern frei wurde von diesen ganzen Verkrustungen und Ablagerungen, von Verhärtungen und Mauern. Die werden natürlich durch diese Substanzen schneller durchbrochen. Bei so einer normalen Therapie kann man sich über das Gespräch noch schützen und wehren, da ist man klar da und hat die Kontrolle, aber durch diesen Kontrollverlust, der durch die Substanzen entsteht, ist man erreichbar, auch ganz tief im Kern. Man kann sich auch zum Kern hinarbeiten. .... Tiefe traumatische Erlebnisse oder tiefe Ablagerungen und Verhärtungen werden durch diese Substanzen, die Wahrnehmungsintensität, diese Form der Arbeit erreicht.«[62]

Häufig wird von den Patienten auch eine starke Intensivierung und Vertiefung des Erlebens im Vergleich zu den konventionellen Therapiesitzungen genannt. Dabei scheint auch die oben mehrfach angesprochene fundamentale Entspannung bzw. Entängstigung eine wichtige Rolle zu spielen, weil sie Breite und Tiefe des Betrachtbaren vermehrt.

» Im Bezug auf den Unterschied zwischen normalen Sitzungen und den psycholytischen Sitzungen ... das ist viel intensiver, geht viel tiefer. Man kann, wenn man dazu bereit ist, viel mehr rausziehen aus sich, kann sich in kurzer Zeit viel mehr Themen angucken. Man ist entspannter ... als wenn ich jetzt zum Therapeuten gehe, wo ich vielleicht eine Stunde zwischen meinem Arbeitsplatz ... Für mich ist so ein Wochenende entspannter, weil man sich auch vorher schon auf das Thema, was man hat, konzentrieren kann. Man kann dann ... schon etwas strukturierter an dem Wochenende in die Reise gehen. Man hat viel mehr Zeit, kann, wenn man will, 48 Stunden nonstop in die Innenwelt gehen. Beim Therapeuten gehe ich halt 45 Minuten rein und spreche an, was gerade aktuell ist. ... Das ist viel oberflächlicher. Doch habe ich die Stunden genutzt, um meine Reisen nachher zu besprechen. Diese Kombination war sehr wichtig für mich ...«[63]

Wie schon im vorhergehenden Zitat angesprochen, ist hier zu berücksichtigen, dass durch die Wochenendseminare auch die therapeutische Einwirkung (incl. der Gruppenerfahrung) über einen Zeitraum von ca. 48 Stunden einen nicht zu vernachlässigenden Faktor für die Wirkung dieser Therapieform darstellt. Doch dürfte sich die Gruppenerfahrung im Sinne von oft tief berührenden Neuerfahrungen besonders ergiebig darstellen, weil sich neben der Entängstigung auch grundlegende Erfahrungen von zwischenmenschlicher und körperlicher Nähe in der therapeutischen Gruppe machen lassen. Diese sind gekennzeichnet durch ein »wie von selbst« – also autonom vom Patienten – sich herstellendes, in Annäherungen und Kontaktnahmen sich ausdrückendes Bedürfnis nach menschlicher Nähe und körperlichem Kontakt. Diesen Bedürfnissen können die Patienten aufgrund der Entängstigung (auch bei problematischen biografischen Vorerfahrungen) ohne das Gefühl einer Gefährdung der eigenen Integrität nachgehen. Entsprechende Annäherungen und Kontaktnahmen finden allerdings ohne jedes sexuelle Empfinden bzw. Ambitioniertsein statt. Auch ein über die Sitzungen selbst hinausgehendes »Hängenbleiben« am anderen oder an den mit ihm gemachten Erfahrungen kommt kaum einmal vor. Von Passie et al. (2005b) wurde, als psychophy-

siologische Erklärung für diese Phänomene, die Hypothese einer Parallelität von entaktogen-induzierten psychophysischen Zuständen und dem postorgasmischen Zustand entwickelt. Diese impliziert, dass man sich unter der Entaktogenwirkung im Zustand einer äquivalenten Entspannung und sexuellen Sättigung befindet wie im Zustand direkt nach einem Orgasmus. Dies könnte auch die fehlende Fixierung auf den anderen bzw. die mit ihm gemachten Erfahrungen großer Nähe erklären, da dieser bzw. diese dann nicht entsprechend libidinös besetzt (und darüber mental fixiert) werden.
Sehr eindrücklich und anders als in konventionellen psychotherapeutischen Prozessen können die mit Hypermnesien durchsetzten intensiven (Alters-)Regressionen sein, die oft als ein bewusstes Zurückgehen auf frühere Erfahrungen erlebt werden. Dabei dient ein aktuelles schmerzhaftes Muster als Brücke, um in die Vergangenheit zu gelangen. Bei diesen »Regressionen im Dienste des Ichs« (Ernst Kris) sind keine Dissoziationen erwünscht, die gewöhnlich ohne therapeutische Ich-Spaltung und mit Wissen des Erwachsenen-Ichs ablaufen. Vielmehr sollen der Kontakt zur Realität und zum Therapeuten in vollem Maße erhalten bleiben. Wichtige Vorraussetzungen, um in diesem Sinne Wunden aus der Vergangenheit heilen zu können, sind ein durch den Rahmen und die therapeutische Beziehung zu realisierendes Sicherheits- und Geborgenheitsgefühl sowie ein Zentrieren und Balancieren vor dem Hineingehen in die substanzunterstützte Trance. Alterregressionen im psycholytischen Setting werden aktiv und bewusst – nicht aus der Not, die gewöhnlich dissoziativen Phänomenen zugrunde liegt – unternommen. Das heißt, man will da hin, um etwas zu bewältigen, anders zu lösen, zu korrigieren. Ein weiterer Unterschied zur konventionellen Therapie kann darin gesehen werden, dass hier nicht vornehmlich der Therapeut einer Lösung näher bringt, sondern der Patient dieses selbstständig im inneren Erlebnisraum zustande bringt.

Wirkfaktoren der psycholytischen Therapie mit Entaktogenen

Aktivieren Entaktogene Selbstheilungskräfte?

Psycholyse und die vier allgemeinen Wirkfaktoren von Psychotherapie nach Grawe

Literaturverzeichnis

Wirkfaktoren der psycholytischen Therapie mit Entaktogenen

Aus den Erörterungen der vorliegenden Studie lassen sich fünf wesentliche Faktoren herausarbeiten, die an der therapeutischen Wirkung psycholytischer Sitzungen mit Entaktogenen beteiligt sind:

Entängstigung und psychophysische Relaxation

Entaktogene wie MDMA und MDE erzeugen nach den hier aufgearbeiteten Beschreibungen eine ausgeprägte Verminderung von Ängsten; ein Effekt, der auch als basale Entängstigung bezeichnet werden kann. Diese Wirkung hat ihr Korrelat in der neurobiologischen Deaktivierung der Amygdala in der linken Hirnhemisphäre, einer das Furchtnetzwerk des Gehirns unterhaltenden anatomischen Struktur. Unmittelbar mit dieser Entängstigung verbunden ist ein verändertes Körpererleben. Der Körper wird als sehr angenehm und frei von Verspannungen erlebt. Es scheint, als werde durch die sehr tiefgehende psychophysische Relaxation eine tiefe Geborgenheit spürbar (Adamson und Metzner 1988).
Ein wichtiger Aspekt der Entängstigung ist die erhebliche Verminderung des Erlebens einer Gefährdung der eigenen Integrität, was neue Möglichkeiten der Selbstwahrnehmung und des Erkennens von Problemen erschließt. Meist ist auch das Selbstwerterleben stark positiv verändert (»Ich bin mehr o.k., als ich dachte«). Von vielen werden diese Veränderungen des Selbsterlebens als »Öffnung gegenüber Liebe und Selbstliebe« beschrieben. Dies kann verstanden werden als eine temporäre Aufhebung narzisstischer Blockierungen oder Dysregulationen, was eine »Veränderung der Verteilung der Energien im psychischen Apparat« (Freud) impliziert. Eine bei vielen neurotischen Störungen vorhandene und die Selbstentfaltung behindernde verurteilende innere Instanz scheint weitgehend ausgeschaltet (Greer und Tolbert 1986). Große Teile der Heilung gelingen über das Erleben der dazugehörigen Gefühle, insbesondere von Trauer, was durch die unspezifische affektive Aktivierung unter den Substanzen begünstigt wird. Gelegentlich kommt es jedoch nicht zur affektiven Abreaktion im unmittelbaren Zusammenhang mit dem konkreten Erlebnis. Die Betroffenen gelangen dann erst »verspätet«, nämlich erst nach dem Abklingen der akuten Substanzwirkung, zur Trauerreaktion bzw. Abreaktion der Affekte, was als Teil der integrativen Prozesse betrachtet werden kann.

Gruppenerfahrung

Auf der Grundlage einer Sicherheit und therapeutische Struktur vermittelnden Gruppenatmosphäre und der entängstigenden Wirkung entwickelt sich nicht selten eine gefühlsgetragene Offenheit, Gelassenheit und Behutsamkeit in der Kommunikation mit Anderen (entaktogene Wirkung). Es kommt zu einer Öffnung und Vertrauensbildung im mitmenschlichen Bereich. Lange gewohnte interpersonale Ängste, Vorbehalte und Barrieren scheinen wegzufallen (Adamson und Metzner 1988). Die Gruppe wird dann zu einem interpersonalen Probierfeld, zu einem Experimentierraum, in dem korrigierende Neuerfahrungen mit mitmenschlicher Nähe gemacht werden können. Von nicht zu überschätzender Bedeutung ist dabei die Tatsache, dass diese interaktionellen Prozesse sich weitgehend ohne sexuelle Ambitionen (und interpersonale Fixierungen nach Abklingen der Wirkung) ereignen. Dies ist ein erstaunlicher und immer wieder beobachtbares Phänomen, welches den Probiercharakter der Situation begünstigt, da neue Formen von Nähe und Interaktion mit großer Unbefangenheit erlebt werden können.

Dynamisierung intrapsychischer Prozesse

Eine Hauptwirkung von Entaktogenen und Halluzinogenen ist die Aktivierung des Gefühlserlebens. Es macht den Eindruck, dass die Substanzwirkung dabei als Promotor der latenten Psychodynamik des Patienten wirkt. Typischerweise kommt es in therapeutischen Rahmenbedingungen zur Konfrontation mit Ängsten, Liebe, unaufgearbeiteten und problematischen Beziehungen. Auch kann es zur Reaktivierung traumatischer Erfahrungen kommen, die gewöhnlich auf eine Weise erfolgt, die das aufkommende (unbewusste) Material für den Betroffenen mit relativ großer innerer Ruhe und in geordneter Form erlebbar macht und so eine konstruktive Verarbeitung bzw. Integration des – im gewöhnlichen Wachbewusstsein abgespaltenen – Erlebten ermöglicht. Sehr differenziertes, emotionales und intellektuelles Klarwerden, Erinnern und Eruieren von aktuellen und vergangenen Sachverhalten und Beziehungen sind möglich. Typisch ist auch die Zusammenschau innerpsychischer Problemlagen und Zusammenhänge bei erhaltener therapeutischer Ich-Spaltung. Auch Altersregressionen, die ein sehr realistisches Wiedererleben von Geschehenem auf dem psychischen Organisationsniveau der entsprechenden Altersstufe ermöglichen, werden berichtet. Interessant sind auch die dabei gelegentlich auftretenden Alternativsimulationen von prägenden Situationen der Vergangenheit in einem inneren Erlebnisraum. Trotz der Ähnlichkeiten des Erlebnisflusses mit dem Träumen bzw. Tagträumen kommt es bei diesen außergewöhnlich intensiven Erlebnisformen nicht zu einer traumartigen Fragmentierung oder Verfremdung des Erlebens.
Zugespitzte Formen intrapsychischer Prozesse finden sich in den seltenen und erlebnisverdichteten szenisch-synoptischen Rekapitulationen von wesentlichen Strängen prägender biografischer Erfahrungen. Mit den beschriebenen intrapsychischen Prozessen verbunden kommt es auch zum Erahnen, Spüren und Erkennen eigener Möglichkeiten und Ressourcen.

Transparenz und Verminderung von Übertragungsphänomenen

Im Rahmen der Gruppensituation, bei der gewöhnlich zwei bis drei Therapeuten beider Geschlechter anwesend sind, hat es den Anschein, als würden Übertragungsphänomene in dem beschriebenen gruppentherapeutischen Setting eine fast nur marginale Rolle spielen. Dies steht im Gegensatz zu den im dyadischen Setting bei der psycholytischen Therapie beschriebenen Intensivierungen der Übertragung. Da sich die Klienten primär auf die Aspekte der Therapeuten konzentrieren, die positiven Halt, Anlehnung und Unterstützung vermitteln, und darüber hinaus die meiste Zeit auf sich selbst konzentriert sind (Augenklappen, Kopfhörer), scheinen problematische Übertragungsphänomene stark vermindert. Auch können durch die Gruppensituation Übertragungstendenzen weniger Raum greifen und eher »wegdiffundieren«.

Transpersonale Erfahrungen

Bei transpersonalen Erfahrungen mit Entaktogenen steht ein gesamthaftes Vertrauensempfinden im Vordergrund. Nicht selten kommt es zu einem Erleben der »Einheit mit sich selbst« (»Personalisation« nach Naranjo 1973). Seltener ist dagegen ein mystisches Einheitserleben, wie es vor allem unter Halluzinogenen vorkommt. Gelegentlich wird von der Gewinnung von Einsichten in archetypische Zusammenhänge oder grundlegende Menschheitsfragen berichtet.
Transpersonale Erfahrungen können sehr tiefgehende Einsichten vermitteln, sind von großer Erlebnisintensität und können in einigen Fällen eine durchgreifende Wandlung der persönlichen Lebensorientierung und Wertewelt nach sich ziehen. Im Rahmen psychotherapeutischer Prozesse stimulieren sie neue Wahrnehmungen der eigenen Person, anderer oder der Welt, verändern Blickwinkel und Perspektiven und können darüber auch triggernde Wirkungen auf psychotherapeutische Veränderungsprozesse entfalten.

Erlebnis und Integrationsarbeit

Es ist anzunehmen, dass sich eine nachhaltige therapeutische Wirkung nicht ohne gelungene psychotherapeutische Nachbereitung erreichen lässt. In der psycholytischen Erfahrung geht es zunächst um das Spüren, Ansehen und Annehmen des Wahrgenommenen und dann erst um dessen Inegration. Selbstverständlich sollten die neu gewonnenen Erfahrungen, Erkenntnisse und Gefühlszugänge in einer sorgfältigen Einzelbehandlung durchgesprochen und durchgearbeitet werden, da diese wichtige Integrationsarbeit allein an den erlebnisintensiven Wochenenden nicht gelingen kann. Unterbleibt dieses Durcharbeiten, so wird das Erlebte und Erreichte meist nicht wirksam verankert.

Aktivieren Entaktogene Selbstheilungskräfte?

Aufgrund der geschilderten Wirkungen, über welche die Entaktogene unter geeigneten Bedingungen psychotherapeutisch wirksame Prozesse fördern können, ist es von interesse der Frage nachzugehen, ob es sich um eine Aktivierung von Selbstheilungsvorgängen handelt. Die im veränderten Bewusstseinszustand ablaufenden Prozesse sind praktisch immer »weitgehend eigenständige Bewusstwerdungen« sonst unbewusster Prozesse und Verhaltensweisen. Der Therapeut handelt während der psycholytischen Sitzungen lediglich supportiv und anregend und nur selten konfrontierend oder führend, da diese Prozesse im Normalfall »fast wie von selbst« ablaufen und kaum einmal intensivere Interventionen erforderlich machen. Die Aufgabe der Therapeuten besteht demzufolge primär in der Sicherung des Rahmens und einer supportiven Haltung, die sich an den Kräften und Ressourcen des Patienten orientiert.
Die durch die Entaktogene induzierte psychophysische Relaxation und Entängstigung setzt narzisstische Dysregulationen und Verzerrungen außer Kraft (positives Ganzheitsempfinden, »Selbstliebe«, »Geborgenheit«) und kann darüber Selbstheilungskräfte entfalten. Aus Beschreibungen und klinischen Beobachtungen wird zudem deutlich, dass die oben aufgezeigten Möglichkeiten von korrigierenden Neuerfahrungen, insbesondere im interpersonalen Bereich, sehr konstruktiv von den Patienten genutzt werden können. Hierzu schreibt der LSD-Therapeut Grof (1985: 367): »Ein wesentliches Nebenprodukt dieser therapeutischen Strategie ist die Entwicklung des Gefühls bei den Klienten, Herr über sich selber zu sein. Sie erkennen sehr rasch, dass sie sich selber helfen können und dass sie eigentlich die einzigen sind, die dies vermögen. Dadurch schrumpft ... der Glaube, dass nur eine magische Intervention von seiten des Therapeuten ... ihnen von Nutzen sein könnte«.

Psycholyse und die vier allgemeinen Wirkfaktoren von Psychotherapie nach Grawe

Im Bezug auf die vier Wirkfaktoren von Psychotherapie nach Grawe kann aufgrund der vorliegenden Studie, in Übereinstimmung mit Schlichting (2000: 73 f.), Folgendes festgehalten werden: »Gerade weil sich in der Erlebnissitzung nicht nur die Pathologie darstellt, sondern eben auch die Erlebnisfähigkeit, Gefühle der Liebe und der Bindung, also intensive positive Affekte für den Patienten wieder erlebbar werden, kann er lernen, zur Problemlösung auf seine eigenen emotionalen Ressourcen zurückzugreifen und damit auch sein Selbstkonzept von seinen eigenen Kompetenzen positiv zu korrigieren. Ebenso nutzt die psycholytische Therapie die Problemaktualisierung und Konfrontation, wenn sich in der Sitzung eben auch problematische Beziehungsmuster, Ängste, neurotische Symptombildungen und Abwehrmechanismen sehr plastisch und erlebnisintensiv für den Patienten darstellen«. Dazu kommt im Fall der substanzunterstützten Psychotherapie die verstärkte Möglichkeit korrigierender Neuerfahrungen im intrapsychischen und insbesondere auch interpersonalen Bereich. Diese hat gewichtige Implikationen im Bezug auf die von Grawe postulierte »neurobiologische Umformung durch Neuerfahrung« (Grawe 2004). »Schließlich die Klärungsperspektive, die in Form der verbesserten Introspektion und Einsicht in die Psychogenese der Störungen und Probleme, in die Wurzeln der eigenen Lebensgeschichte, aber auch in die kreativen Potentiale sowie in die eigenen erlebnis- und Verhaltensmöglichkeiten einen ganz besonderen Stellenwert in der psycholytischen Behandlung besitzt.« (Schlichting 2000: 74)

Zusammenfassend kann davon gesprochen werden, dass die psycholytische Therapie (insbesondere diejenige mit Entaktogenen) sowohl die Wirkfaktoren konventioneller Psychotherapie bedient, als auch diese in therapeutisch zuträglicher Weise zu verstärken in der Lage ist. Dazu kommen weitere, bisher nur wenig beforschte, Wirkfaktoren wie die starke intrapsychische und interpersonale Entängstigung, das veränderte Körpererleben, die Altersregressionen, die hypermnestischen Phänomene, die mentalen Alternativsimulationen und die transpersonalen Erfahrungen.

Das klinische Arbeiten mit dieser Art von veränderten Erlebnisweisen stellt hohe Anforderungen an die Ausbildung der Therapeuten. Voraussetzungen sind eine akademische Ausbildung, eine tiefenpsychologische Psychotherapieausbildung (einschließlich Selbsterfahrung), die Vertrautheit mit den veränderten Erlebnisweisen und Erfahrungen mit der besonderen Dynamik der psycholytischen Therapie (Gasser 2008). Probleme können entstehen, wenn, durch die teils enorm beeindruckenden Erlebnisse, Größengefühle im Therapeuten gefördert werden und dieser – manchem Patientenwunsch entsprechend – geneigt ist, die therapeutisch unabdingbare »Kleinarbeit am Ich« (Freud) zu vernachlässigen.

Literaturverzeichnis

Abramson, H. A. (ed.) (1967): The use of LSD in psychotherapy and alcoholism. Indianapolis, New York, Kansas City: Bobbs Merrill

Adamson, S. Metzner, R. (1988): The nature of the MDMA experience and its role in healing, psychotherapy, and spiritual practice. ReVision 10: 59-72

Auckenthaler, A. (1991): Klinische Einzelfallforschung. In: Flick U. (Hrsg.): Handbuch qualitativer Sozialforschung. München: Psychologie Verlags Union

Bandelow, B. (2001): Panik und Agoraphobie. Wien: Springer

Bastine, R. (1992): Psychotherapie. In: Bastine, R. (Hrsg.): Klinische Psychologie Band 2. Stuttgart: Kohlhammer, S. 179-301

Bastine, R., Fidler, P., Kommer, D. (1989): Was ist therapeutisch an der Psychotherapie? Versuch einer Bestandsaufnahme und Systematisierung der Psychotherapeutischen Prozessforschung. Zeitschrift für Klinische Psychologie 18: 3-22

Benz, E. (1989): Halluzinogen–unterstützte Psychotherapie. Zürich: Universität Zürich Med. Diss.

Bortz, J., Döring, N. (1995): Forschungsmethoden und Evaluation für Sozialwissenschaftler (2. Aufl.). Berlin: Springer

Buffum, J., Moser, C. (1986): MDMA and human sexual function. Journal of Psychoactive Drugs 18: 355-359

Cohen, S. (1960): Lysergic acid diethylamide: side effects and complications. Journal of Nervous and Mental Disease 130: 30-40

Dürst, T. (2006): Veränderungen im Verlauf psycholytischer Therapie aus der Sicht von Patienten. Eine explorative Studie. Freie Universität Berlin, Diplomarbeit Psychologie

Fernandez-Cerdeno, A. (1964): Die Reaktivierung von Erlebnissen aus dem ersten Lebensjahr durch Halluzinogene (Altersregression). Universität Göttingen: Med. Diss.

Fontana, A. E. (1965): Psicoterapia con alucinogenos. Buenos Aires: Editorial Losada

Freud, S. (1941): Abriss der Psychoanalyse. In: Freud S.: Gesammelte Werke Bd. XVII. [Zitat auf S. 108]

Gamma, A., Buck, A., Berthold, T., Liechti, M. E., Vollenweider, F. X. (2000): 3,4-Methylenedioxymethamphetamine (MDMA) modulates cortical and limbic brain activity as measured by [H(2)(15)O]-PET in healthy humans. Neuropsychopharmacology 23: 388-95

Gasser, P. (1996): Die psycholytische Psychotherapie in der Schweiz von 1988-1993. Schweizer Archiv für Neurologie und Psychiatrie 147: 59-65

Gasser, P. (2008): Qualitätssicherung, Ausbildung, Supervision und Ethik der Substanz-unterstützten Psychotherapie (SPT). In: Jungaberle, H., Gasser, P., Weinhold, J., Verres, R. (Hrsg.): Psychotherapie mit psychoaktiven Substanzen. Bern, Stuttgart, Toronto: Hans Huber, S. 351-362

Gastell, F. (2005): Bewusstseinsverändernde Substanzen als Hilfsmittel in der Psychotherapie – Gespräche mit Teilnehmenden einer psycholytischen Gruppentherapie. Hamburg: Universität Hamburg, Diplomarbeit Psychologie

George, M. S., Ketter, T. A., Parekh, P. I., Horwitz, B., Herscovitch, P., Post, R. M. (1995): Brain activity during transient sadness and happiness in healthy women. American Journal of Psychiatry 152: 341-51

Gouzoulis-Mayfrank, E., Hermle, L., Kovar, K. A., Sass, H. (1996): Die Entaktogene Ecstasy (MDMA), Eve (MDE) und andere ringsubstituierte Amphetaminderivate. Eine neue Substanzklasse unter den illegalen Designerdrogen? Nervenarzt 67: 369-380

Grawe, K. (1995): Grundriss einer allgemeinen Psychotherapie. Psychotherapeut 40: 130-145

Grawe, K. (2004): Neuropsychotherapie. Göttingen: Hogrefe

Greenberg, L. S., Rice, L. N. (eds.) (1984): Patterns of change. New York: Guilford

Greer, G., Tolbert, R. (1986): Subjective reports of the effects of MDMA in a clinical setting. Journal of Psychoactive Drugs 18: 319-327

Greer, G., Tolbert, R. (1990): The therapeutic use of MDMA. In: Peroutka, S. J. (ed.): Ecstasy: the clinical, pharmacological and neurotoxicological effects of the drug MDMA. Norwell, MA: Kluwer, pp. 21-36

Griffiths, R. R., Richards, W. A., McCann, U., Jesse, R. (2006): Psilocybin can occasion mystical-type experiences hav-ing substantial and sustained personal meaning and spiritual significance. Psychopharmacology 187: 268-83

Grof, S. (1978): Topographie des Unbewußten. Stuttgart: Klett Cotta

Grof, S. (1983): LSD-Psychotherapie. Stuttgart: Klett Cotta

Grof, S. (1985): Geburt, Tod und Transzendenz: Neue Dimensionen der Psychologie. München: Kösel, 1985

Hess, P. (1997): Therapie mit Entaktogenen. In: Neumeyer J., Schmidt-Semisch H. (Hrsg.): Ecstasy – Design für die Seele? Heidelberg: Lambertus, S. 189-203

Holland, J. (ed.) (2001): Ecstasy: the complete guide. Rochester: Park Street Press

Jungaberle, H., Gasser, P., Weinhold, J., Verres, R. (Hrsg.) (2008): Psychotherapie mit psychoaktiven Substanzen. Bern, Stuttgart, Toronto: Hans Huber

Komisaruk, B. R., Whipple, B. (2005): Functional MRI of the brain during orgasm in women. Annual Review of Sex Research 16: 62-86

Kraemer, T., Maurer, H.H. (2002): Toxicokinetics of amphetamines: metabolism and toxicokinetic data of designer drugs, amphetamine, methamphetamine, and their N-alkyl derivatives. Therapeutic Drug Monitoring 24: 277-289

Langenmayer, A., Kosfelder, J. (1995): Methodische Entscheidungen in der Evaluation von Psychotherapie. Zeitschrift für Klinische Psychologie, Psychopathologie und Psychotherapie 43: 273-290

Legewie, H. (1994): Globalauswertung von Dokumenten. In: Böhm, A., Muhr, T. und Mengel, A. (Hrsg.): Texte verstehen: Konzepte, Methoden, Werkzeuge. Konstanz: Universitätsverlag, S. 177-182

Leuner, H. (1962): Die experimentelle Psychose. Berlin, Göttingen, Heidelberg: Springer

Leuner, H. (1971): Halluzinogene in der Psychotherapie. Pharmakopsychiatrie – Neuro-Psychopharmakologie 4: 333-351

Leuner, H. (1981): Halluzinogene. Bern, Stuttgart, Wien: Huber

Liberzon, I., Sripada, C. S. (2008): The functional neuroanatomy of PTSD: a critical review. earch 167: 151-69

Lienert, G.A. (1964): Belastung und Regression. Meisenheim: Anton Hain.

Liester, M. B., Grob, C. S., Bravo, G. L., Walsh, R. N. (1992): Phenomenology and sequelae of 3,4-methylenedioxymethamphetamine use. Journal of Nervous and Mental Disease 180: 345-52

Malleson, N. (1971): Acute adverse reactions to LSD in clinical and experimental use in the United Kingdom. British Journal of Psychiatry 118: 229-30

Mascher, E. (1967): Psycholytic therapy: statistics and indications. In: Brill, H. (ed.): Neuro-Psycho-Pharmacology. Amsterdam, New York, London, Milan, Tokyo, Buenos Aires: Excerpta Medica, pp. 441-444

Masters, R.E.L., Houston, J. (1966): The varieties of psychedelic experience. New York: Holt, Rhinehart und Winston

Mayring, P. (2000): Qualitative Inhaltsanalyse. Grundlagen und Techniken. 7. Aufl.. Weinheim: Deutscher Studien Verlag

McGothlin, W., Cohen, S., McGothlin, M. S. (1967): Long lasting effects of LSD on normals. Archives of General Psychiatry 17:521-531

Mithoefer, M. (2008): MDMA bei der Behandlung posttraumatischer Belastungsstörungen. In: Jungaberle, H., Gasser, P., Weinhold, J., Verres, R. (Hrsg.): Psychotherapie mit psychoaktiven Substanzen. Bern, Stuttgart, Toronto: Hans Huber, S. 195-222

Moustakas, C. (1994): Phenomenological research methods. Thousand Oaks, London, New Delhi: SAGE Publications

Naranjo, C. (1973): The healing journey. New York: Pantheon

Nichols, D. (1986): Differences between the mechanisms of action of MDMA, MBDB and the classic hallucinogens. Identification of a new therapeutic class: Entactogens. Journal of Psychoactive Drugs 18: 305-311

Nutt, D. J., Malizia, A. L. (2004): Structural and functional brain changes in posttraumatic stress disorder. Journal of Clinical Psychiatry 65 (Suppl. 1): 11-17

Oehen, P. (2008): Persönliche Mitteilung

Oehen, P. (2008): Indikationen und Kontraindikationen der Substanz-unterstützten Psychotherapie. In: Jungaberle, H., Gasser, P., Weinhold, J., Verres R. (Hrsg.): Psychotherapie mit psychoaktiven Substanzen. Bern, Stuttgart, Toronto: Hans Huber, S. 131-146

Oesterheld, J. R., Armstrong, S. C., Cozza, K. L. (2004): Ecstasy: pharmacodynamic and pharmacokinetic interactions. Psychosomatics 45: 84-87

Pagani, M., Högberg, G., Salmaso, D., Nardo, D., Sundin, O., Jonsson, C., Soares, J., Aberg-Wistedt, A., Jacobsson, H., Larsson, S. A., Hällström, T. (2007): Effects of EMDR psychotherapy on 99mTc-HMPAO distribution in occupation-related post-traumatic stress disorder. Nuclear Medicine Communications 28: 757-65

Pahnke, W. N., Richards W. A. (1966): Implications of LSD and experimental mysticism. Journal of Religion and Health 5: 175-208

Passie, T. (1997): Psycholytic and psychedelic therapy research 1931-1995: A complete international bibliography. Hannover: Laurentius Publishers

Passie, T. (2007): Contemporary psychedelic therapy: An overview. In: Winkelman, M. J., Roberts, T. B. (eds.): Psychedelic medicine Vol. 1. Westport, London: Praeger, pp. 45-68

Passie, T., Hartmann, U., Schneider, U., Emrich, H. M. (2005a): Was sind Entaktogene? Pharmakologische und psychopharmakologische Aspekte einer Substanzgruppe. Suchtmedizin 7: 235-245

Passie, T., Dürst, T. (2008): Heilungsprozesse im veränderten Bewusstsein: Elemente psycholytischer Therapieerfahrung aus der Sicht von Patienten. In: Jungaberle, H., Gasser, P., Weinhold, J., Verres R.

(Hrsg.): Psychotherapie mit psychoaktiven Substanzen. Bern, Stuttgart, Toronto: Hans Huber, S. 165-194
Passie, T., Hartmann, U., Schneider, U., Krüger, T. H. C. (2005b): Ecstasy (MDMA) mimics the post-orgasmic state: impairment of sexual drive and function during acute MDMA-effects may be due to increased prolactin secretion. Medical Hypotheses 64: 899-903
Schlichting, M. (2000): Wirkfaktoren der Psycholytischen Therapie. In: Schlichting M. (Hrsg.): Welten des Bewusstseins Bd. 10. Berlin: Verlag für Wissenschaft und Bildung, S. 67-76
Scott, J. A. (1993): Hypnoanalysis for individual and marital psychotherapy. New York, London, Sydney, Toronto: Gardner Press
Seymour, R. B. (1987): MDMA [=deutsche Ausgabe]. O.O.: Selbstverlag des [anonymen] Übersetzers
Sherwood, J.N., Stolaroff, M.J., Harman, W.W. (1962): The psychedelic experience – A new concept in psychotherapy. Journal of Neuropsychiatry 4: 69-80
Shin, L. M., Wright, C. I., Cannistraro, P. A., Wedig, M. M., McMullin, K., Martis, B., Macklin, M. L., Lasko, N. B., Cavanagh, S. R., Krangel, T. S., Orr, S. P., Pitman, R. K., Whalen, P. J., Rauch, S. L. (2005): A functional magnetic resonance imaging study of amygdala and medial prefrontal cortex responses to overtly presented fearful faces in posttraumatic stress disorder. Archives of General Psychiatry 62: 273-81
Shulgin, A. T., Shulgin, A. (1991): PIHKAL: a chemical love story. Berkeley: Transform Press
Spencer, A. M. (1963): Permissive group therapy with Lysergic Acid Diethylamide. British Journal of Psychiatry 109: 37-45
Styk, J. (1994): Rückblick auf die letzten sieben Jahre der Schweizerischen Ärztegesellschaft für Psycholytische Therapie (SÄPT). In: Dittrich, A., Hofmann, A., Leuner, H. (Hrsg.): Welten des Bewußtseins Band 4. Berlin: Verlag für Wissenschaft und Bildung, S. 149-154
Styk, J. (1997): MDMA-Therapie in der Schweiz. In: Neumeyer, J., Schmidt-Semisch, H. (Hrsg.): Ecstasy – Design für die Seele? Freiburg/Br.: Lambertus, S. 204-210
Vollenweider, F.X. (2001): Brain mechanisms of hallucinogens and entactogens. Dialogues in Clinical Neuroscience 3: 265-279
WHO Expert Committee on Drug Dependence (1985): Twenty-Second Report. Technical Report Series # 729. Genf: World Health Organization
Winkelman, M. J., Roberts, T. B. (eds.) (2007): Psychedelic medicine Vol. 1 und 2. Westport, London: Praeger
Witzel, A. (1982): Verfahren der Qualitativen Sozialforschung: Überblick und Alternativen. Frankfurt am Main: Campus
Witzel, A. (1985): Das problemzentrierte Interview. In: Jüttemann G. (Hrsg.): Qualitative Forschung in der Psychologie Weinheim: Beltz, S. 227-255
Witzel, A. (2000): Das problemzentrierte Interview. Forum Qualitative Sozialforschung/Forum: Qualitative Social Research 1(1) [Online Journal], verfügbar über: http://qualitative-research.net/fqs/-texte/1-00/1-00witzel-d.htm
Yensen R, Di Leo F, Rhead JC, Richards WA, Soskin RA, Turek B, Kurland AA (1976): MDA-Assisted Psychotherapy with Neurotic Outpatients: A Pilot Study. Journal of Nervous and Mental Disease 163: 233-245
Zemishlany, Z., Aizenberg, D., Weizman, A. (2001): Subjective effects of MDMA (‚Ecstasy') on human sexual function. European Psychiatry 16: 127-30

Endnoten

Die angegeben Seitenzahlen beziehen sich auf Dürst, T. (2006): Veränderungen im Verlauf psycholytischer Therapie aus der Sicht von Patienten. Eine explorative Studie. Freie Universität Berlin: Diplomarbeit Psychologie.

[1] S. 16 | [2] S. 66 | [3] S. 14 f. | [4] S. 42 | [5] S. 35 | [6] S. 28 | [7] S. 42 f. | [8] S. 38 | [9] S. 56 | [10] S. 56 | [11] S. 68 | [12] S. 16 | [13] S. 37 | [14] S. 56 | [15] S. 57 | [16] S. 68 | [17] S. 37 | [18] S. 52 f. | [19] S. 10 | [20] S. 50 f. | [21] S. 11; [22] S. 16 | [23] S. 36 | [24] S. 62 | [25] S. 62 | [26] S. 54 | [27] S. 50 f. | [28] S. 58 | [29] S. 63 | [30] S. 52f. | [31] S. 13; [32] S. 53; [33] S. 52f. | [34] S. 63 | [35] S. 63 | [36] S. 48 | [37] S. 14 | [38] S. 66 | [39] S. 67 | [40] S. 12 f. | [41] S. 53f. | [42] S. 52f. | [43] S. 24 | [44] S. 37 | [45] S. 37 | [46] S. 37 | [47] S. 46 | [48] S. 12 | [49] S. 65 | [50] S. 38 | [51] S. 18 | [52] S. 31 | [53] S. 45 | [54] S. 22 f. | [55] S. 9 | [56] S. 50 | [57] S. 61 | [58] S. 69 | [59] S. 35 f. | [60] S. 46 | [61] S. 67 | [62] S. 20 | [63] S. 70

Anhänge

Psycholytische Gruppensitzung (Schema)

- Gruppengröße mindestens 6 bis 8, Optimum 10 bis 15, maximal 20 Teilnehmer.
- Betreuerschlüssel: etwa ein Betreuer für 4 bis 5 Teilnehmer (mind. eine Frau).
- Helle, wohnliche Räume mit Bildern und Kunstwerken. Ausreichend Matratzen und Kissen.
- »L« normal 100 bis 150 mcg, aber auch individuell 150 bis 300 mcg.
- »M« normal 150 mg, ggf. Nachgabe von 50 mg (nur 90-150 Min. nach Einnahme).
- Paracetamol für Kopfschmerzen vorrätig haben (Tabletten und Suppositorien).
- Kopfhörerinstallation für individuellen Gebrauch.
- Verwendung von Augenklappen beim Atmen und während der Sitzung (»Es ist ein Schauen nach Innen«).

Freitag

- 19.00 Uhr Treffen. 30 Minuten Zeit zur Begrüßung.
- 19.30 Uhr Beginn
- Kurze Tranceinduktion: »Ruhe« zuerst, dann Schüttelübung für 20 Min. (z.B. nach der CD von Deuter: »Kundalini«), dann Musik stop und ruhig stehenbleiben (»Sich spüren«) für ca. 5 Min. Danach »tiefen Atemzug«, sich umschauen und Gegenüber für nächste Übung suchen.
- Individuelle Themenformulierung zwei- oder dreimal in Dyaden (je 2x10 Min.) (= Einer fokussiert sein Thema, der andere hört nur zu). Zum Abschluss jeder Dyade: »Zentriere noch mal deine Gedanken: Worum wird es gehen? Finde einen zusammenfassenden, abschließenden Satz.«
- Darstellung der individuell zentrierten Themen vor der Gruppe (pro Person zwischen 5 und 20 Min.). Individuelle therapeutische Fingerzeige durch die Therapeuten.
- Substanzenwahl in Abstimmung von Klient und Therapeuten.
- 22.30 Uhr Gemeinsames Essen bis ca. 23.00 Uhr

Samstag

- 9.00 Uhr Beginn ohne Frühstück
- Erklären des Prinzips und der Ungefährlichkeit des Holotropen Atmens nach Grof (wie auch der Nebenwirkungen) und der dadurch möglichen »Vorwegerfahrung« für den Trip. Austeilen von Augenklappen.
- Forcierte, musikgestützte und lediglich locker (durch allgemeines »Antreiben« und individuelle Hinweise) von Therapeutenseite unterstützte forcierte Hyperventilation (nach ca. 60 Min. Hyperventilation folgt eine 30 Min. lange Entspannungsphase).
- Aufschreiben der Atemerfahrung.
  Ansage nach dem Atmen: »Lass deine Atemreise noch mal an dir vorüberziehen. Sie hat etwas zu bedeuten für deine Reise. Mache dir Notizen, wenn du magst«.
- Danach Bereitlegen der Matten.
- Einen Kreis bilden; jeder soll in der Gruppe noch mal kurz seine Atemerfahrung beschreiben. Frage nach einem etwaigen Themenschwerpunkt der aktuellen Gruppe, zu dem dann vom Therapeuten noch was Charakterisierendes gesagt werden kann.
- Noch im Kreis: Alle fassen sich an den Händen: »Spüre deine Energie und die Energie der Gruppe und wie sie dich trägt«. Hinweis auf Signalsystem: »Wer die Hand hebt, signalisiert Hilfs-/Gesprächsbedarf; auch individuell gewünschte Betreuer dürfen gerufen werden.«
- Substanzeinnahme zwischen 11 und 12.00 Uhr.
  Dann noch für ca. 10 Minuten freier allgemeiner und individueller Austausch in der Gruppe. Hinweis auf Beginn in etwa 15 Minuten (»Dann sollte jeder ruhig auf seinem Platz liegen. Ich gebe dann noch eine Einleitung«).
- 15 Min. nach Einnahme: »Liegt jeder auf seinem Platz?« »Jetzt sollte jeder ruhig und für sich sein.« »Alles klar?«
- Ruhephase ohne Musik für ca. 10 Min.
- 25 Min. nach der Einnahme folgt die Einleitung der Erfahrung: »Tief einatmen und ausatmen«, »ein und aus« (drei- bis fünfmal), »die Brust weitet sich; »dieses spüren: Fühle dich dabei. Ein und aus, ein und aus, ein und aus. Wenn du noch weiteratmest, spürst du womöglich einen innigen Kontakt mit dir selbst – vielleicht spürst du auch dein Herz mit der Qualität, die Ja sagt und nicht immer nur Kampf, sondern die auch lassen kann. Vor allem auch die Qualität des Ja-Sagens zu dir selber, der Akzeptanz.

Sprich das mal mit Ja – darin ist auch deine Lebensenergie. Vielleicht ist da auch ein kleines Nein, was dich hindert, dein Ja zu sagen. Sag mal Nein. Wohin führt dich dein Nein? Probier das mal: Vielleicht führt dich dein Nein direkt auf deine Reise«.

- Beginn der Reise: Kopfhörer und Augenklappen aufsetzen und Beginn des Musikabspielens.
- Individuelle Betreuung durch Betreuer je nach Bedarf für die nächsten 6 bis 7 Stunden.
  Jeder sollte nach Möglichkeit für sich auf seiner Matte bleiben; jedoch nur geringe Strenge.
- Zwischen 18.00 und 19.00 Uhr (vor dem Essen) gehen die drei Betreuer herum zu einer »Abschlussrunde«, um jeden Einzelnen zu fragen: »Wo bist du gerade und was kann heute noch für dich sein?«
- Essen als Angebot gegen 19.00.
- Gegen 20.00 Gruppe alleine für weitere Introspektion, Austausch, Kuscheln etc.

Sonntag

- 9.00 Uhr Beginn mit gemeinsamem großen Frühstück.
- Tanz zu 5-minütigem rhythmischem, lösendem anregendem Musikstück (laut).
- Beginn der Integrationsrunde 10.00-10.30. Jeder spricht vor der Gruppe über seine Reise: Wie sie war, was erlebt wurde, was sich ergeben hat und vor allem: Was davon ist im Alltag konkret umzusetzen und wie (5 bis 30 Min. pro Teilnehmer).
- Ein- bis zweimal Pause für »zweites Frühstück« (je nach Gruppengröße).
  Ende der Integrationsrunde gegen 14 bis 15.00 Uhr.
- Hinweis auf Wichtigkeit des Protokollschreibens.
- Gemeinsames Aufräumen und Verabschieden.

Gesamtverzeichnis der Literatur zur Psychotherapie mit Entaktogenen

Die bisher existierende Literatur zu psychotherapeutischen Anwendungen von Entaktogenen besteht aus wissenschaftlichen und populärwissenschaftlichen Publikationen. Da die Literatur weit verstreut und zum Teil nur schwer bibliographierbar ist, wird hier eine vollständige Auflistung gegeben. Wissenschftliche und populärwissenschftliche Publikationen sind separat aufgeführt.

Wissenschaftliche Publikationen

Adamson, S. (ed.) (1985): Through the gateway of the heart. San Francisco: Four Trees Publications

Adamson, S. (1985): Guidelines for the sacramental use of empathogenic substances. In: Adamson, S. (ed.): Through the gateway of the heart. San Francisco: Four Trees Publications, S. 181-197

Adamson, S., Metzner, R. (1988): The nature of the MDMA experience and its role in healing, psychotherapy, and spiritual practice. ReVision 10: 59-72

Bakalar, J. B., Grinspoon, L. (1990): Testing psychotherapies and drug therapies: the Case of psychedelic drugs. In: Peroutka, S. J. (ed.): Ecstasy: The clinical, pharmacological and neurotoxicological effects of the drug MDMA. Boston, Dordrecht, London: Kluwer 1990, pp. 37-52

Bakalar, J. B., Grinspoon, L. (1986): Can drugs be used to enhance the psychotherapeutic process? American Journal of Psychotherapy 40: 393-404

Benz, E. (1989): Halluzinogen-unterstützte Psychotherapie. Zürich: Universität Zürich Med. Diss.

Benz, E. (1989): Halluzinogen-unterstützte Psychotherapie. Jahrbuch des Europäischen Collegiums für Bewußtseinsstudien / Yearbook of the European College for the Study of Consciousness

Bouso, J. C. (2001): Using MDMA in the treatment of Post-Traumatic Stress Disorder. In: Holland, J. (ed.): Ecstasy: the complete guide. Rochester: Park Street Press, pp. 248-260

Doblin, R. (2001): MDMA´s promise as a prescription medicine. In: Holland, J. (ed.): Ecstasy: the complete guide. Rochester: Park Street Press, pp. 369-386

Doblin, R. (2002): A clinical plan for MDMA (Ecstasy) in the treatment of posttraumatic stress disorder (PTSD): partnering with the FDA. Journal of Psychoactive Drugs 34: 185-194

Dürst, T. (2006): Veränderungen im Verlauf psycholytischer Therapie aus der Sicht von Patienten. Eine explorative Studie. Freie Universität Berlin: Diplomarbeit Psychologie

Eisner, B. (1989): Ecstasy - The MDMA Story. Berkeley: Ronin

Fontana, A. E. (1965): Psicoterapia con alucinógenos. Buenos Aires: Editorial Losada

Gasser, P. (1995): Die Psycholytische Psychotherapie in der Schweiz (1988-1993). Eine katamnestische Erhebung. Jahrbuch für transkulturelle Medizin und Psychotherapie 1995: 143-162

Gasser, P. (1996): Die Psycholytische Psychotherapie in der Schweiz von 1988-1993. Schweizer Archiv für Neurologie und Psychiatrie 147: 59-65

Gasser, P. (2008): Die Psycholytische Therapie in der Schweiz – Eine katamnestische Erhebung zu den Jahren 1988 bis 1993. In: Jungaberle, H., Gasser, P., Weinhold, J., Verres, R. (Hrsg.): Psychotherapie mit psychoaktiven Substanzen. Bern, Stuttgart, Toronto: Hans Huber, S. 339-350

Gasser, P. (2008): Qualitätssicherung, Ausbildung, Supervision und Ethik der Substanz-unterstützten Psychotherapie (SPT). In: Jungaberle, H., Gasser, P., Weinhold, J., Verres, R. (Hrsg.): Psychotherapie mit psychoaktiven Substanzen. Bern, Stuttgart, Toronto: Hans Huber, S. 351-362

Greer, G. (1985): Using MDMA in psychotherapy [conference report]. Advances 2: 57-59.

Greer, G. (2001): Clinical experience with MDMA-assisted psychotherapy. In: Holland, J. (ed.): Ecstasy: the complete guide. Rochester: Park Street Press, pp. 222-242

Greer, G., Tolbert, R. (1986). Subjective reports of the effects of MDMA in a clinical setting. Journal of Psychoactive Drugs 18: 319-327

Greer, G., Tolbert, R. (1990): The therapeutic use of MDMA. In: Peroutka, S. J. (ed.): Ecstasy: the clinical, pharmacological and neurotoxicological effects of the drug MDMA. Norwell, MA: Kluwer, pp. 21-36

Greer, G. R., Tolbert, R. (1998): A method of conducting therapeutic sessions with MDMA. Journal of Psychoactive Drugs 30: 371-379

Harlow, D. (1994): Überblick über die Erfahrungen mit MDMA in der Psychotherapie. In: Saunders, N.: Ecstasy. Zürich: Ricco Bilger, S. 237-240

Hermle, L. (2008): Risiken und Nebenwirkungen von LSD, Psilocybin und MDMA in der Psychotherapie. In: Jungaberle, H., Gasser, P., Weinhold, J., Verres, R. (Hrsg.): Psychotherapie mit psychoaktiven Substanzen. Bern, Stuttgart, Toronto: Hans Huber, S. 147-164

Hess, P. (1986): Der therapeutische Einsatz von Phenäthylaminen, incl. 3 exemplarische Falldarstellungen. In: Schlichting, M., Leuner, H. (Hrsg.): 2. Symposium über psychoaktive Substanzen und veränderte Bewußtseinszustände in Forschung und Therapie. Göttingen: ECBS

Hess, P. (1997): Therapie mit Entaktogenen. In: Neumeyer, J., Schmidt-Semisch, H. (Hrsg.): Ecstasy – Design für die Seele? Heidelberg: Lambertus, S. 189-203

Hess, P. (1997): Der therapeutische Einsatz von MDMA. In: Weigle, C., Rippchen, R. (Hrsg.): MDMA – Die psychoaktive Substanz für Therapie, Ritual und Rekreation. Löhrbach: Werner Piepers Medienexperimente, S. 55-61

Hess, P., Westendorp, H. (o. J. [1986]): Der therapeutische Einsatz von MDMA. In: Rippchen, R. (Hrsg.): MDMA Die neue Sympathiedroge? Löhrbach: Die Grüne Kraft, S. 36-41

Jungaberle, H., Gasser, P., Weinhold, J., Verres, R. (Hrsg.) (2008): Psychotherapie mit psychoaktiven Substanzen. Bern, Stuttgart, Toronto: Hans Huber

Jungaberle, H., Verres, R. (2008): Regeln und Standards in der Substanz-unterstützten Psychotherapie (SPT). In: Jungaberle, H., Gasser, P., Weinhold, J., Verres, R. (Hrsg.): Psychotherapie mit psychoaktiven Substanzen. Bern, Stuttgart, Toronto: Hans Huber, S. 21-40

Leuner H., Schlichting M. (1992): Jahrbuch des Europäischen Collegiums für Bewußtseinsstudien. Berlin: VWB

Metzner, R., Adamson, S. (2001): Using MDMA in healing, psychotherapy, and spiritual practice. In: Holland, J. (ed.): Ecstasy: The complete guide. Rochester: Park Street Press, pp. 182-207

Mithoefer, M. (2008): MDMA bei der Behandlung posttraumatischer Belastungsstörungen. In: Jungaberle, H., Gasser, P., Weinhold, J., Verres, R. (Hrsg.): Psychotherapie mit psychoaktiven Substanzen. Bern, Stuttgart, Toronto: Hans Huber, S. 195-222

Naranjo, C. (1969): The healing potential of drugs in psychotherapy. Journal for the Study of Consciousness 2: 94 ff.

Naranjo, C. (1969): Psychotherapeutic Possibilities of New Fantasy-Enhancing Drugs. Clinical Toxicology 2: 209 ff.

Naranjo, C. (1973): The healing journey. New York: Pantheon. [Dt.: Die Reise zum Ich. Frankfurt: Fischer 1979]

Naranjo, C. (2001): Experience with the interpersonal psychedelics. In: Holland, J. (ed.): Ecstasy: The complete guide. Rochester: Park Street Press 2001, pp. 208-221

Naranjo, C., Shulgin, A., Sargent, T. (1967): Evaluation of 3,4-methylenedioxyamphetamine (MDA) as an adjunct to psychotherapy. Medicina et Pharmacologia Experimentalis 17: 359-364

Naranjo, C., Tatar, A. (1986): MDMA in der Gruppentherapie. In: Leuner, H., Schlichting, M. (Hrsg.): Symposium Über den derzeitigen Stand der Forschung auf dem Gebiet der psychoaktiven Substanzen. Berlin: EXpress Edition, S. 168-169

Oehen, P. (2008): Indikationen und Kontraindikationen der Substanz-unterstützten Psychotherapie. In: Jungaberle, H., Gasser, P., Weinhold, J., Verres, R. (Hrsg.): Psychotherapie mit psychoaktiven Substanzen. Bern, Stuttgart, Toronto: Hans Huber, S. 131-146

Parrott, A. (2006): The psychotherapeutic potential of MDMA (3,4-methylenedioxymethamphetamine): an evidence-based review. Psychopharmacology 191: 181-193

Passie, T. (1997): Psycholytic and psychedelic therapy research 1931-1995: A complete international bibliography. Hannover: Laurentius

Passie, T. (2007): Contemporary psychedelic therapy: an overview. In: Winkelman, M., Roberts, T. (eds.): Psychedelic medicine – new evidence for hallucinogenic substances as treatments Vol. 1. Westport, London: Praeger, pp. 45-68

Passie, T., Dürst, T. (2008): Heilungsprozesse im veränderten Bewußtsein: Elemente psycholytischer Therapieerfahrung aus der Sicht von Patienten. In: Jungaberle. H., Gasser, P., Weinhold, J., Verres, R. (Hrsg.): Psychotherapie mit psychoaktiven Substanzen. Bern, Stuttgart, Toronto: Hans Huber, S. 165ff.

Passie, T. (2009): Über therapeutische Wirkungen und Mechanismen der Psychotherapie mit entaktogenen Substanzen. In: Garlipp P. u.a. (Hrsg.): Die Sprache der Psychiatrie. Göttingen: Vandenhoeck und Ruprecht, im Druck

Shulgin, A. (1995): The New Psychotherapy: MDMA and the Shadow. Eleusis 3: 3-9

Stolaroff, M. J. (2004): The secret chief revealed. Sarasota, FL: Multidisciplinary Association for Psychedelic Studies

Styk, J. (1992): Versuch der Untersuchung der Wirksamkeitsfaktoren der Psycholyse in kombinierter Einzel- und Gruppentherapie. Jahrbuch des Europäischen Collegiums für Bewußtseinsstudien / Yearbook of the European College for the Study of Consciousness 1992: 175-184

Styk J (1997): MDMA-Therapie in der Schweiz. In: Neumeyer J, Schmidt-Semisch H (Hrsg.): Ecstasy - Design für die Seele? Heidelberg: Lambertus, S. 204-210

Styk, J. (1994): Rückblick auf die letzten sieben Jahre der Schweizerischen Ärztegesellschaft für Psycholytische Therapie (SÄPT). In: Dittrich, A., Hofmann, A., Leuner, H. (Hrsg.) (1994): Welten des Bewusstseins Band 4. Berlin: Verlag für Wissenschaft und Bildung, S. 149-154

Styk, J. (1999): A review of clinical issues in MDMA-assisted psychotherapy. MAPS: Israel MDMA Conference. http://www.maps.org/research/mdma/israel/styktalk.html.

Szukaj, M. (2000): Hat die Psychotherapie mit Entaktogenen eine Zukunft? In: Schlichting, M. (Hrsg.): Welten des Bewusstseins Band 10. Berlin: Verlag für Wissenschaft und Bildung, S. 77-82

Seymour, R. B. (1986): MDMA. San Francisco: Haight Ashbury Publications

Tolbert, R., Greer, G. (1992): Der klinische Gebrauch von MDMA. In: Rätsch, C. (Hrsg.): Das Tor zu inneren Räumen. Südergellersen: Bruno Martin, S. 167-182

Trebes, S., Saum-Aldehoff, T. (1994): Ecstasy - Psychotherapie mit einer Modedroge? Psychologie Heute Heft 8/1994: 56-61

Weil, A. (2001): Using MDMA as an alternative medicine. In: Holland, J. (ed.): Ecstasy: The complete guide. Rochester: Park Street Press, pp. 286-296

Widmer, S. (1994): Das Problem der Verantwortung des Therapeuten und der Selbstverantwortung des Klienten bei der psycholytischen Arbeit. In: Dittrich, A., Hofmann, A., Leuner, H. (Hrsg.): Welten des Bewusstseins Band 4. Berlin: Verlag für Wissenschaft und Bildung, S. 139-148

Widmer, S. (1992): Fallbeispiel einer psycholytischen Psychotherapie: Auflsöung eines psychotischen Kerns bei einer jungen Frau. Jahrbuch des Europäischen Collegiums für Bewußtseinstudien/Yearbook of the European College for the Study of Consciousness 1992: 163-168

Widmer, S. (1992): Der Therapeut und seine Wirkung im psycholytischen Prozeß. Jahrbuch des Europäischen Collegiums für Bewußtseinstudien/Yearbook of the European College for the Study of Consciousness 1992: 169-180

Widmer, S. (1993/1994): Kombinationspräparate in der psycholytischen Psychotherapie und Einsatz verschiedener Psycholytika bei verschiedenen Personen in derselben Gruppensitzunmg: Sinnvolle Therapie oder verantwortungsloses Handeln? Jahrbuch des Europäischen Collegiums für Bewusstseinsstudien/Yearbook of the European College for the Study of Consciousness 1993/1994: 123-130

Widmer, S., Baumann, P., Roth, J. W. (1989): Drei verschiedene Settings im Umgang mit MDMA und anderen psychoaktiven Substanzen. In: Schlichting, M., Leuner, H. (1989): 3. Symposion über Psychoaktive Substanzen und veränderte Bewusstseinszustände in Forschung und Therapie. Göttingen: ECBS/ECSC, S. 51-55

Widmer, S., Baumann, P., Roth, J. W. (1989): Ergebnisse der MDMA-Therapie. In: Schlichting, M., Leuner, H. (1989): 3. Symposion über Psychoaktive Substanzen und veränderte Bewusstseinszustände in Forschung und Therapie. Göttingen: ECBS/ECSC, S. 55-58

Widmer, S., Styk, J. (1997): MDMA und LSD in der Therapie. In: Weigle, C., Rippchen, R. (1997): MDMA – Die psychoaktive Substanz für Therapie, Ritual und Rekreation. Löhrbach: Werner Piepers Medienexperimente, S. 62-63

Yensen, R. (1975): The Use of 3, 4 Methylenedioxyamphetamine (MDA) as an adjunct to brief intensive psychotherapy with neurotic outpatients. Irvine, CA.: University of California, Ph.D. Dissertation.

Yensen, R. (1998): Psicoterapia asistida con MDA en patientes neuroticos. In: Yensen, R.: Hacia una medicina psiquedélica. Barcelona: Los Libros de la Liebre de Marzo, S. 133-154

Yensen R, Di Leo F, Rhead JC, Richards WA, Soskin RA, Turek B, Kurland AA (1976): MDA-Assisted Psychotherapy with Neurotic Outpatients: A Pilot Study. Journal of Nervous and Mental Disease 163: 233-245

Populärwissenschaftliche Berichte

Anonym (1990): Therapie mit Psychoaktiven Substanzen. Rasche Lockerungen der Seele. Spuren 17: 104-105

Anonym (1986): MDMA-Therapie. In: Höhle, S., Müller-Ebeling, C., Rätsch, C., Urchs, O. (Hrsg.): Rausch und Erkenntnis. München: Knaur, S. 150-152

Anonymus (1984): MDMA. Psychozoic Press 9: 42-54

Bieder, B. (1999): Protokolle einer verbotenen Therapie. Solothurn: Nachtschatten Verlag

Cousto, H. (2005): Mind your Step: Holotropes Atmen, Meditation und Liebe. In: Sterneck, W. (Hrsg.): Erotika. Solothurn: Nachtschatten, S. 251

Dalichow, I. (1991): Die unerwünschte Therapie. Esotera Heft 2/1991: 30-35

Dalichow, I. (1993): Der heilsame Einfluss einer Droge. Esotera Heft 9/1993: 34-40

Heinrich, H. (1995): Verbotene Hilfe. Esotera Heft 4/1995: 32-36

Luczyn, D. (1993): Explosion der Sinne: Eine psychedelisch-therapeutische Gruppensitzung. Connection Heft 3/1993: 50-53

Saunders, N. (1995): Psychotherapy. In: Saunders, N.: Ecstasy and the dance culture. London: Saunders, pp. 124-137

Saunders, N. (1994): Interview mit Dr. Smith, einem zugelassenen Psychotherapeuten. In: Saunders, N.: Ecstasy. Zürich: Ricco Bilger, S. 217-219

Saunders, N., Walder, P. (1994): Psychotherapie mit Ecstasy. In: Saunders, N.: Ecstasy. Zürich: Ricco Bilger, S. 102-121

Über die Autoren

Priv.-Doz. Dr. Torsten Passie M.A. *1961
studierte Philosophie und Soziologie (M.A.) an der Leibniz-Universität Hannover und Humanmedizin an der Medizinischen Hochschule Hannover. Promotion über existenzphilosophische Aspekte psychotischen Menschseins bei Prof. Karl Peter Kisker. Reisen in Mexiko und Guatemala zum Studium schamanistischer Heilungspraktiken. Tätigkeit in der Psychiatrischen Universitätsklinik Zürich (Prof. Christian Scharfetter) und in der Praxis von Prof. Hanscarl Leuner (Göttingen), dem führenden europäischen Experten auf dem Gebiet der therapeutischen Anwendung von Halluzinogenen.
Seit 1997 wissenschaftlicher Mitarbeiter, klinischer Psychiater und Psychotherapeut an der Medizinischen Hochschule Hannover. Hauptforschungsgebiete: Psychophysiologie und Kulturgeschichte veränderter Bewusstseinszustände, Neuropharmakologie psychoaktiver Substanzen, Suchtforschung, Schamanismus und psycholytische Therapie. Habilitation 2007 bei Prof. Hinderk M. Emrich mit dem Thema »Psychophysische Korrelate veränderter Wachbewusstseinszustände«.
Vorstandsmitglied der Schweizerischen Ärztegesellschaft für Psycholytische Therapie (SÄPT) und des Deutschen Kollegiums für Transpersonale Psychologie (DKTP).

Publikationen in den Zeitschriften Journal of Psychopharmacology, Neuropsychobiology, CNS Neuroscience and Therapeutics, Psychosomatic Medicine, Addiction und anderen

Bücher: Phänomenologisch-anthropologische Psychiatrie und Psychologie. Hürtgenwald 1995. Psycholytic and Psychedelic Therapy Research 1931-1995: a Complete International Bibliography. Hannover 1997. Schamanismus – Eine kommentierte Auswahlbibliographie. Hannover 1999. Bewusstseinszustände: Konzeptualisierung und Messung. Münster 2007. Grundformen des Erlebniswandels. Münster 2009. (Mit A. Hintzen) The Pharmacology of LSD. Oxford, New York, Tokyo 2009.

Websites: www.schamanismus-information.de, www.bewusstseinszustaende.de

Dipl.-Psych. Thomas Dürst *1967
Berufsradsportler (Teilnahme an den Olympischen Spielen 1988). Journalistenvolontariat. Ausbildung zum Physiotherapeuten. Studium der Psychologie an der Ludwig-Maximilians-Universität München und der Freien Universität Berlin. Ausbildung in tiefenpsychologisch fundierter Psychotherapie. Diplomarbeit 2006 an der Freien Universität Berlin über Veränderungen im Verlauf psycholytischer Therapie aus der Sicht von Patienten. Eine explorative Studie.